CHIRURGIE CONSERVATRICE DU PIED.

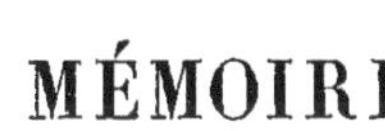

MÉMOIRE

SUR L'AMPUTATION DE M. MALGAIGNE

(DÉSARTICULATION ASTRAGALO-CALCANÉENNE OU AMPUTATION SOUS-ASTRAGALIENNE DES AUTEURS).

QUELQUES MOTS SUR L'EXTIRPATION DU CALCANÉUM

(OPÉRATION DE MONTEGGIA).

PARIS. — RIGNOUX, Imprimeur de la Faculté de Médecine, rue Monsieur-le-Prince, 31.

CHIRURGIE CONSERVATRICE DU PIED.

MÉMOIRE

SUR

L'AMPUTATION DE M. MALGAIGNE

(désarticulation astragalo-calcanéenne ou amputation sous-astragalienne des auteurs).

QUELQUES MOTS

SUR

L'EXTIRPATION DU CALCANÉUM

(opération de Monteggia).

PAR

A. VAQUEZ,

Docteur en Chirurgie de la Faculté de Médecine de Paris.

Ouvrage orné de plusieurs Tableaux synoptiques, de deux Planches lithographiées, et de cinq Figures sur bois intercalées dans le texte.

PARIS.

GERMER BAILLIÈRE ET ADRIEN DELAHAYE.

1859

Je ne sache pas que l'amputation sous-astragalienne ait été jusqu'à présent suivie de mort.

(MALGAIGNE, *Méd. op.*, 6e édition.)

La conservation de l'astragale dans la mortaise péronéo-tibiale semble *a priori* réunir de grands avantages.

(SÉDILLOT, communication à la Société de chirurgie, 1853.)

Quelque temps apres la désarticulation calcanéo-astragalienne, si l'on explore le moignon, on ne reconnaît aucune des saillies normales de l'astragale.

(NÉLATON, leçon orale inédite, 1859.)

The operation of amputating the foot below the astragalus has been found to surpass all expectations.

(Dr ATLEE, *Clinical surgery*, p. 222.)

Depuis que M. Malgaigne a introduit dans la science l'amputation dans l'articulation calcanéo-astragalienne, le principe d'amputer toujours le plus loin possible du tronc doit recevoir désormais une application efficace, sans jamais comporter une seule exception.

(J. ROUX (de Toulon), *De l'Amputation tibio-tarsienne*, p. 28.)

Véritables conquêtes de la chirurgie moderne, les amputations partielles du pied ont sur l'amputation de la jambe, à laquelle on les a substituées, l'inappréciable avantage de permettre la station et la progression sans qu'il soit besoin d'un moyen artificiel, dont le moindre inconvénient consiste dans la difformité.

(BÉGIN.)

C'est au lit des malades, c'est dans les grands hôpitaux, que les chirurgiens doivent puiser les premiers éléments de leur instruction et leurs travaux.

(BROCA, *Bulletin de la Société de chirurgie*, t. V, p. 446; 1855.)

Faites abstraction de la matière, regardez l'art nu; quand vous examinez le pied, songez que c'est l'organe de la marche.

(GALIEN, édition Daremberg, t. I, p. 262.)

AVANT-PROPOS.

Pendant l'année 1857, j'eus l'honneur d'être élève externe dans le service de M. le professeur Malgaigne à l'hôpital Saint-Louis.

Parmi le grand nombre d'opérations qui furent pratiquées dans les deux services de ce vaste hôpital, je remarquai les tendances de la chirurgie conservatrice, surtout lorsqu'il s'agissait d'amputer une des sections terminales des membres, la main ou le pied.

Il appartient de droit à un élève de M. le professeur Denonvilliers de se faire l'historien des opérations si habilement faites par ce grand chirurgien; quant à moi, je me réserve une page intéressante de la chirurgie du pied, qui m'a été suggérée par le fait suivant :

Une opération, pratiquée trop rarement par les chirurgiens de notre époque, fut faite sous mes yeux par M. le professeur Malgaigne. Le résultat, au point de vue de la marche, me frappa et me parut bien supérieur à celui des amputations au tiers inférieur de la jambe, sus-malléolaire, intra-malléolaire, tibio-tarsienne, et peut-être de Chopart.

L'opposition de plusieurs chirurgiens à l'égard de l'amputation *sous-astragalienne* me fit croire que leur opinion était basée sur des idées préconçues. Je me décidai à étudier cette question et à entreprendre ce travail, peut-être au-dessus de mes faibles moyens. Si je n'arrive pas au but que je me propose, j'aurai au moins le modeste mérite de réunir en un seul faisceau tout ce qui concerne l'amputation sous-astragalienne.

Mes recherches s'appuient sur des faits authentiques, les uns inédits, d'autres extraits ou traduits d'ouvrages, de revues, et de journaux français, anglais, américains.

Je terminerai par quelques mots sur une opération fort en vogue au delà de la Manche, l'extirpation du calcanéum.

Ces deux opérations ne peuvent être séparées l'une de l'autre, car toutes deux se font pour des maladies organiques ou des lésions traumatiques du calcanéum.

L'opération de M. Malgaigne enlève tout l'avant-pied avec le calcanéum et laisse l'astragale.

L'opération anglo-américaine de Greenhow, Hancock, Page, etc., n'enlève que le calcanéum en conservant tout l'avant-pied. Quoique l'opération précédente ne soit pratiquée maintenant qu'en Angleterre et aux États-Unis, je crois devoir rappeler que Monteggia pratiquait déjà cette extirpation en 1814.

Pour rendre ce mémoire aussi complet que possible, j'ai intercalé dans le texte cinq figures sur bois, indiquant le manuel opératoire. Deux planches lithographiées par M. Léveillé (*post amputationem*) montreront, je l'espère, les résultats obtenus.

MÉMOIRE

SUR

L'AMPUTATION DE M. MALGAIGNE.

DÉFINITION.

L'amputation sous-astragalienne est une opération transversale du pied, qui se pratique au milieu du tarse ; elle consiste à désarticuler les parties du tarse placées en avant et au-dessous de l'astragale, en conservant ce dernier os dans la mortaise tibio-péronière, limitée de chaque côté par les deux malléoles.

C'est donc une désarticulation ou une opération dans la contiguïté. Pour la pratiquer, on sépare l'avant-pied dans l'articulation astragalo-scaphoïdienne et astragalo-calcanéenne.

Je propose d'appeler cette opération *amputation de M. Malgaigne,* suivant en cela l'usage qui a consacré les dénominations d'autres amputations partielles du pied, sœurs aînées de celle-ci.

Le couteau des Chopart, des Lisfranc, des Jobert, etc., ne s'est-il pas chargé de buriner leurs noms sur chaque article du pied, pour les faire passer à la postérité ?

Tous les chirurgiens sont d'accord pour reconnaître que Chopart n'a pas fait le premier l'amputation tarso-tarsienne, que Lisfranc n'a pas pratiqué le premier la désarticulation tarso-métatarsienne ;

2

cependant ces opérations ne sont réellement entrées dans la science que sous le patronage de ces deux grands hommes, qui ont été les premiers à les décrire d'une manière vraiment scientifique.

Peut-on admettre deux espèces d'opérations sous-astragaliennes ?

Oui ; pour faciliter l'étude de deux opérations qui ont pour but d'enlever le calcanéum, il ne faut pas s'occuper d'une différence oiseuse de mots, et, sous prétexte de ranger l'une dans le chapitre des *amputations*, l'autre dans celui des *extirpations*, on les isole. L'élève, qui étudie l'amputation sous-astragalienne, ne se doute pas qu'il y a une autre opération analogue (1), et que, le cas échéant, l'une peut être substituée à l'autre.

Quoi qu'il en soit, voici ma division :

1° L'opération française ou amputation de M. Malgaigne, qui sera décrite *in extenso*.

2° L'opération que j'appellerai anglaise ou extirpation du calcanéum seul en laissant tout l'avant-pied. Cette opération, je crois, n'a jamais été faite en France, elle a été pratiquée avec succès une vingtaine de fois en Angleterre et en Amérique.

Je décrirai brièvement cette opération, à la fin de ce travail, comme complément indispensable.

Le besoin de rapprocher ces deux opérations, qui toutes deux n'ont qu'un même but, d'enlever à l'économie le calcanéum, soit pour des lésions traumatiques, soit pour des maladies organiques de cet os, me fait un devoir de faire de ces deux opérations deux pendants utiles à connaître.

Est-il indiqué d'enlever le calcanéum ? c'est à la sagacité et au diagnostic précis du chirurgien d'opter pour l'une ou l'autre de ces deux opérations.

---

(1) Nos auteurs classiques n'en font pas mention, d'autres la citent pour la repousser comme une mauvaise opération ; il n'en est pas ainsi en Angleterre.

La maladie se propage-t-elle aux os de l'avant-pied? c'est l'amputation de M. Malgaigne que l'on préférera.

N'y a-t-il que le calcanéum de malade ? on fera l'amputation anglaise, opération laborieuse, défaut bien racheté, d'après les chirurgiens anglais, par ses résultats merveilleux.

Je fais cependant des réserves pour cette dernière opération, que je ne connais que par les journaux anglais. Attendons donc et suspendons notre jugement jusqu'à ce que cette opération soit faite en France, pour lui donner droit de domicile dans la pratique et les ouvrages classiques de nos maîtres.

Jusqu'à présent cette extirpation n'est regardée en France que comme exercice d'amphithéâtre, et encore ce cas est rare.

Peut-on me reprocher d'avoir réuni ces deux opérations? Je ne le crois pas. Je n'aurai qu'à me retrancher derrière l'autorité d'un grand chirurgien. Voici ce que disait Lisfranc dans la préface de sa *Médecine opératoire*, à propos des classifications (1) : « *J'ai groupé les opérations tantôt d'après leur ressemblance, tantôt suivant les localités, d'autres fois selon leur mode d'action ou bien relativement au but que le chirurgien se propose d'atteindre;* cette méthode mixte m'a semblé convenir davantage aux intelligences nombreuses dont j'ai dirigé l'éducation opératoire, pendant plus de quinze ans, dans l'amphithéâtre des hôpitaux. »

HISTORIQUE.

L'histoire de l'amputation sous-astragalienne ne se perd pas dans la nuit des temps.

J'ai compulsé les ouvrages des anciens depuis Hippocrate, ceux du moyen âge, les livres plus modernes de littérature chirurgicale

(1) *Médecine opératoire*, in Préface, p. IX.

anglaise, allemande, italienne et française ; je n'ai trouvé, parmi les nombreuses opérations qui se sont pratiquées dans les articles, rien qui puisse concerner l'amputation qui doit nous occuper dans ce travail.

Les premiers indices de cette opération se trouvent, à l'état de projet seulement, dans les *Éléments de médecine opératoire* (1) de M. le professeur Velpeau, qui a enregistré la possibilité de conserver l'astragale et les malléoles, d'après les indications de M. de Lignerolles.

Le procédé de ce chirurgien laisse beaucoup à désirer ; quand on a le choix, on ne doit pas l'employer. Ce procédé se compose de deux lambeaux latéraux, et par conséquent la cicatrice est placée sur le plan de sustentation. Le Dr Traill, en Écosse, a employé ce procédé dans un cas de nécessité pour lequel les téguments ne permettent pas de choisir (2).

Je ferai observer, non à titre de document historique, mais comme simple coïncidence, que, la même année 1839, un bourreau abyssin, chargé de désarticuler une main et un pied à trois malheureux d'Adoua, capitale du Tigré en Abyssinie, laissa par mégarde l'astragale à l'un d'eux. Le Dr Antoine Petit (3), témoin oculaire de ce supplice, remarqua que la plaie se cicatrisa en quelques jours (septembre 1839) ; il ne donne pas d'autres renseignements. L'opération était, bien entendu, faite sans lambeaux (4).

Il est vraiment bizarre d'enregistrer que, pendant la même année, M. de Lignerolles a indiqué cette opération, qu'il n'a jamais faite sur

---

(1) T. II, p. 499 ; 1839.

(2) Voir l'observation de Trail, d'Arbroath, dans ce travail.

(3) Voyageur du Muséum.

(4) *Note sur quelques mutilations pratiquées en Abyssinie comme supplices*, in *Gazette des hôpitaux*, 1840, p. 481 et suiv. La lettre de M. Petit était adressée à M. Beaugrand ; c'est à ce savant bibliothécaire que je dois ce renseignement.

l'homme (1), et que le bourreau d'un pays barbare de l'Afrique a la priorité d'une opération faite par maladresse sous les yeux d'un docteur de la Faculté de Paris.

Cette amputation resta à l'état de projet jusqu'en 1841. A cette époque, M. Textor, de Wurtzbourg, communiqua à M. Malle un tableau des opérations qu'il avait pratiquées à l'hôpital Julius, de Wurtzbourg (2). Dans ce tableau aride, on trouve l'indication d'une opération sous-astragalienne. M. Malle s'est contenté d'enregistrer cette amputation, sans commentaire. On ne sait vraiment pas si M. Textor a fait cette opération avec ou sans lambeaux; n'aurait-il fait que séparer le mort du vif, selon la méthode antique, dans les cas de gangrène.

Il m'est donc permis de croire que le sphacèle du pied s'était arrêté à la limite de l'astragale chez l'amputé de M. Textor; ce chirurgien n'a fait que hâter l'élimination des parties osseuses. S'il y avait eu un procédé *magistral* commandé par la circonstance, pourquoi ce savant chirurgien ne l'aurait-il pas indiqué à M. Malle, de Strasbourg? *Fiat lux.*

La phrase suivante de M. Lenoir (3) pourrait bien s'appliquer à l'opération de M. Textor : «Les anciens n'amputaient que dans le cas de gangrène; lorsque celle-ci s'arrêtait à un article, ils séparaient le mort du vif. Ce n'était point là, à proprement parler, une amputation.» Hâtons-nous de sortir de cette époque de tâtonnements pour arriver en 1846.

«*L'amputation sous-astragalienne* (4), selon M. Robert, *n'a eu vraiment droit de domicile dans la science que depuis le mémoire de*

(1) Communication orale de M. Velpeau (août 1858) à l'hôpital de la Charité.

(2) Malle, *Médecine opératoire*, p. 178.

(3) Leçons de concours (*Annales de la chirurgie*, t. I, p. 114; 1841).

(4) Thèse de concours, p. 118; Paris, 1850.

M. Malgaigne (1). C'est donc à ce savant chirurgien que revient l'honneur de cette opération. Il en a été de même des amputations de Chopart et de Lisfranc; ces deux chirurgiens illustres ont érigé en méthode deux opérations faites avant eux, sans données anatomiques, et dont la description était si vague, que la plupart des chirurgiens préféraient sacrifier une partie plus ou moins grande de la jambe pour les maladies du pied.

Je vais passer en revue rapidement toutes les opérations pratiquées depuis cette époque.

M. Malgaigne fit sa première opération le 5 décembre 1845, sa seconde en 1848, sa troisième en 1857 (2). Ces trois amputations sous-astragaliennes furent pratiquées à l'hôpital Saint-Louis à Paris. M. Baudens fit cette amputation avec un seul lambeau externe, en réséquant la tête de l'astragale (1848). M. Maisonneuve amputa aussi, dans l'article calcanéo-astragalien, une jeune fille, en 1849, à l'hôpital Cochin.

Depuis cette époque, le procédé de Jules Roux, de Toulon, rallia les chirurgiens en faveur de l'amputation tibio-tarsienne, qui était pour ainsi dire à la mode. On sacrifiait gratuitement l'astragale et les malléoles pour les maladies de pied.

En 1852, MM. Nélaton et Verneuil arrêtèrent cet entraînement en appliquant le procédé de J. Roux, de Toulon, à l'amputation sous-astragalienne.

M. Verneuil démontra, par ce procédé, cette amputation sur le cadavre à l'École pratique (3).

M. le professeur Nélaton se servit de ce même procédé, en le modifiant, pour amputer deux malades à l'hôpital de la Faculté (1852-1853). M. Adolphe Richard fit deux fois cette amputation à l'hôpital

(1) *Journal de chirurgie*, 1846, t. IV, p. 97.

(2) M. Malgaigne m'a dit avoir fait plusieurs autres opérations, dont les observations n'ont pas été recueillies et insérées dans les journaux.

(3) Bourdette, thèse de Paris, 1852.

Saint-Antoine et en ville (1854). Vers cette époque, cette opération fut pratiquée 4 fois à l'étranger (1853-1855), par MM. Simon et Traill en Écosse, et par M. Leroy en Crimée, en employant des procédés différents.

Le 7 janvier 1856, M. Dolbeau fit également l'amputation sous-astragalienne, sous les yeux de M. Nélaton.

La dernière opération que je connaisse a été faite, le 9 mars 1857, par M. Malgaigne, pendant mon externat à l'hôpital Saint-Louis; je l'ai indiquée plus haut.

En résumé, cette amputation a été pratiquée 14 fois, du 14 janvier 1841 (Textor) au 9 mars 1857, sur 5 femmes et 7 hommes. Les 2 cas du Dr Simon sont cités par Traill sans indiquer le sexe, mais le résultat a été favorable pour tous deux.

Pour ces 14 amputations (1), *on n'eut pas un seul cas de mort à déplorer*.

La cicatrisation ne fut pas plus longue à se faire que pour les amputations de Chopart et de Baudens, Syme, Roux. C'est donc une bonne opération; de nouvelles observations permettront de faire une statistique que le nombre restreint que je présente aujourd'hui ne me permet pas d'établir avec une autorité imposante.

Je me suis contenté d'établir le bilan de l'amputation de mon maître, M. le professeur Malgaigne, jusqu'à ce jour. Un chirurgien plus capable que moi pourra rectifier ce que j'ai avancé, et compléter par des faits nouveaux cette partie si intéressante de la chirurgie du pied.

---

(1) Je compte 14 amputations, abstraction faite de celle de M. Baudens; ce chirurgien, ayant trouvé une malléole malade et l'astragale mobile, a pratiqué la tibio-tarsienne, d'après Rognetta (*Annales de thérapeutique*, t. V, p. 384; 1848). Je ne compte pas non plus l'amputation du bourreau abyssin, cette opération avait cependant été faite avec un petit couteau analogue à nos bistouris; M. Petit, voyageur du Muséum, en donne la description. Les opérations des bourreaux s'indiquent, mais ne se comptent pas.

Depuis que ce qui précède a été écrit, j'ai lu la thèse pour l'agrégation (1) de M. Bœckel, de Strasbourg. Dans ce travail, je croyais trouver des éclaircissements sur l'amputation de Textor ; car la proximité de l'ancienne ville impériale permet aux chirurgiens strasbourgeois d'être plus au courant que nous du mouvement scientifique des Allemands. M. Bœckel donne comme indication *Bem. üb Amp. im. Fussg,* etc., von C. Textor. Malgré l'aide de M. Beaugrand, il m'a été impossible de trouver la trace de cette source. M. Bœckel aurait dû indiquer si ces *Remarques sur les amputations du pied* avaient été publiées sous forme de mémoire ou bien dans un journal, j'aurais fait tout ce qu'il était humainement possible de faire pour me procurer ce travail ; mais il n'indique ni la ville, ni la date de l'impression. Cette indication a été lettre morte pour moi : elle peut servir aux chirurgiens de Strasbourg, très-versés dans la littérature d'outre-Rhin ; quant à nous, nous ne sommes pas assez *allemand* pour cela, et nous avons besoin d'une indication plus précise.

Quoi qu'il en soit, le travail de M. Bœckel nous apprend que le malade de Textor a bien marché pendant cinq ans, ce que M. Malle s'était bien gardé de nous dire. J'espérais trouver une explication sur le procédé employé ; rien de semblable dans la thèse citée. M. Bœckel se contente de dire que le lambeau était insuffisant. Il était pourtant bien important d'indiquer si le lambeau avait été pris en dehors, en dedans, sur le dos ou sous la plante du pied, etc. Rien de tout cela. Il faut avouer que les Allemands, si scrupuleux pour développer leur érudition, sont bien peu explicites pour les procédés opératoires. Je répéterai de nouveau *fiat lux*. Ce n'était pas avec de telles indications que Chopart et Lisfranc ont démontré les opérations dont ils ont été les parrains. Puisque Textor faisait une opération jusqu'alors inconnue, il devait au moins indiquer son

---

(1) Thèse de Strasbourg, agrégation, 1857.

procédé; il nous est donc permis de croire qu'il n'a fait que hâter l'élimination des parties osseuses.

J'ai trouvé dans la thèse de M. Bœckel un curieux cas d'amputation *naturelle* à la suite de gangrène. La nature aurait donc l'honneur d'avoir indiqué la marche que le couteau devait suivre dans cette nouvelle amputation. Aurait-elle inspiré M. de Lignerolles? La gangrène se serait-elle arrêtée au même point chez le malade de Textor?

L'amputation sous-astragalienne serait âgée maintenant de plus de sept lustres, si le fait suivant, que rapporte M. Bœckel, avait été observé à son début:

Un homme perdit le pied, moins l'astragale, à la suite de gangrène, vers 1820. Le malheureux ne marcha qu'avec des béquilles jusqu'en 1853. A cette époque, il eut la fantaisie de se servir de son moignon pour la déambulation. Il continua à marcher sur la cicatrice pendant trois ans. Une ulcération de mauvaise nature l'obligea à entrer à l'hôpital de Strasbourg, service de M. le professeur Rigaud, qui l'amputa au tiers inférieur de la jambe, en 1857.

L'observation précédente nous prouve que l'amputation sous-astragalienne ne date pas de la proposition de M. de Lignerolles, en 1839, ni de l'opération de Textor, en 1841, puisque la gangrène avait suffi pour faire cette amputation.

Je ne désespère pas de trouver, dans les in-folio poudreux de la bibliothèque Impériale ou de celle de la Faculté, d'autres amputations sous-astragaliennes, faites soit par les seules ressources de la nature, soit par maladresse. Hippocrate a indiqué clairement l'amputation au cou-de-pied; Galien a vu, à la suite de gangrène, les résultats de double amputation tibio-tarsienne et même de Chopart. Ces opérations ont été enfouies dans les limbes de l'ignorance du moyen âge, pour revivre glorieusement de nos jours.

On croit souvent avoir fait des découvertes, tandis que la nature a servi de guide au chirurgien, dont le principal mérite était de suivre ses indications (1).

Pour me résumer, je dirai qu'il n'était pas sérieusement question de l'amputation sous-astragalienne dans le monde savant avant le mémoire de M. Malgaigne, qui en a fait ressortir le premier tous les avantages, et, en un mot, a rendu cette opération classique. Elle a été perfectionnée par MM. Verneuil et Nélaton : c'est le sort de toutes les découvertes utiles. Cette opération appartient à la chirurgie conservatrice et efficace.

J'admets donc, avec M. Robert, que l'honneur de cette opération appartient sans conteste à M. Malgaigne.

ANATOMIE.

Pour pratiquer une désarticulation et plus spécialement une amputation partielle du pied, le chirurgien doit connaître parfaitement les articulations dans lesquelles il doit faire cheminer le couteau ; car, plus les donnnées anatomiques seront présentes à son esprit, plus l'opération sera faite *tuto, cito et jucunde*, comme le disait l'Ambroise Paré de l'Allemagne, Fabrice de Hilden.

Je serai sobre de détails pour cette partie de mon travail ; je n'indiquerai que ce qui est absolument utile pour l'intelligence de mon sujet, renvoyant aux traités faits par nos maîtres pour l'étude plus approfondie de la région qui nous occupe.

Le membre abdominal se termine par le pied, que les anatomistes purs ont divisé en tarse, métatarse, et orteils. Lorsqu'il s'agit d'amputations partielles du pied, les chirurgiens, et plus spécialement M. Robert dans sa remarquable thèse, sont convenus de ne donner le nom de *pied* qu'au tarse et au métatarse :

---

(1) *Essai sur l'amputation*, par Léonce Ménard, p. 5 ; Montpellier, 1853.

«En effet, le pied, considéré comme base de sustentation et comme organe indivis dans sa conformation extérieure, se compose essentiellement du tarse et du métatarse; les orteils n'en sont que des appendices, dont les fonctions diffèrent de celle du pied proprement dit, et que, pour ce motif, les frères Weber, dans leurs belles recherches sur la mécanique des organes locomoteurs, ont considérés comme formant un quatrième segment des membres inférieurs» (1).

Le pied, ainsi restreint au point de vue chirurgical, a pour limites, en haut et en arrière, la mortaise tibio-péronière; en avant, les articulations métatarso-phalangiennes.

Douze os composent le pied, et sont disposés de manière à former une voûte nécessaire pour la marche et pour la protection des vaisseaux et des nerfs. Cette voûte est plus marquée chez l'homme que chez la femme, chez l'adulte que chez l'enfant, chez le blanc que chez le nègre (certaines tribus ont le pied plat) (2).

Ces os, en partie, sont formés par du tissu spongieux, disposition favorable à la propagation de la carie, ostéite raréfiante de Gerdy, vermoulure des anciens, de J.-L. Petit.

Les articulations multiples de ces os sont nécessaires pour décomposer les forces et atténuer la violence des mouvements pendant la marche, le saut, de manière que les fonctions du cerveau ne soient pas compromises.

Il n'en est pas de même dans les chutes sur le talon; l'homme surpris par le danger n'a pas l'intelligence de préparer le pied à ne transmettre qu'indirectement le choc; le membre inférieur, sem-

---

(1) *Encyclopédie anatomique*, t. II, p. 303. Robert, thèse de concours, p. 4; Paris, 1850.

(2) Broc, *Essai sur les races humaines*, p. 73; Prichard, *Histoire naturelle de l'homme*, t. I, p. 174; Bérard, *Cours de physiologie*, t. I, p. 409. — J'ai observé moi-même, en Turquie, des esclaves noirs qui avaient les pieds plats. Mme Ida Pfeiffer, en parlant des petits pieds des Malais et des Javanais, dit qu'ils sont laids et très-plats, et que les doigts sont écartés les uns des autres (*Second voyage autour du monde*, trad., p. 242; Paris, 1857).

blable à une tige inflexible, se brise (1) ou transmet directement à la boîte osseuse le choc si fatal pour les jours du malade.

Nous n'avons pas à parler ici du métatarse.

Du tarse.

Le tarse est composé de sept os de formes plus ou moins cuboïdes; ces os sont tous formés de tissu spongieux recouvert d'une mince couche de tissu compacte. Les cellules médullaires ont leur maximum de développement dans le calcanéum; elles sont plus serrées dans l'astragale, qui n'est pas sujet, comme l'os du talon, aux fractures par écrasement.

Division. Galien ne donnait pas une si grande étendue au tarse que les modernes, il en retranchait les os volumineux; l'astragale, le calcanéum et le scaphoïde, étaient décrits à part; les autres os formaient pour lui le tarse.

On a divisé le tarse en deux rangées, que l'on a désignées sous les noms de *première* et *seconde*. Je pense qu'il vaut mieux conserver la vieille dénomination de *rangée jambière* et de *rangée métatarsienne;* Bichat a suivi cet usage dans son *Anatomie descriptive*.

La rangée jambière est formée par l'astragale et le calcanéum.

La rangée métatarsienne du tarse forme réellement deux autres rangées secondaires : la première se compose de deux os qui, de dedans en dehors, sont le scaphoïde et le cuboïde; la dernière rangée est plus antérieure, et est formée par les trois cunéiformes.

Cette division est tout à fait semblable à celle de Winslow (2),

---

(1) Au col du fémur chez le vieillard, dans la diaphyse du fémur ou du tibia chez l'adulte, et même fractures par écrasement du calcanéum.

(2) *Exposition anatomique*, t. I, p. 315; Paris, 1732.

qui divisait les os du tarse en trois classes, d'après leur volume, savoir :

1° Les grands os, le calcanéum et l'astragale ;

2° Les os médiocres, le scaphoïde et le cuboïde ;

3° Les petits os, qui sont les trois cunéiformes.

Un seul des os du pied est nécessaire pour l'intelligence de notre sujet ; nous allons le décrire immédiatement.

De l'astragale.

« Primum omnium tarsi ossium *talus* erit, quem Græci ἀστραγάλον et « ἀστρίον vocant, tibiam fibulamque illico subit, quippe cui illorum « appendices incumbunt quanquam tibiæ soli substratus esse vide-« tur » (1).

Position. L'astragale, le second des os du pied pour le volume, se trouve enchâssé dans la mortaise tibio-péronière, limitée de chaque côté par les malléoles. Il repose inférieurement sur le calcanéum; en avant, il confine au scaphoïde, avec lequel il s'articule.

Division. On a divisé l'astragale en trois parties : 1° une partie postérieure, que l'on appelle *corps;* 2° une partie moyenne, qui est rétrécie, que l'on appelle *col;* 3° un renflement connu sous le nom de *tête* ou d'apophyse de l'astragale (Winslow).

Forme. Cet os a une forme irrégulièrement cuboïde; il est contourné en S suivant sa longueur.

Faces. Nous avons dit que cet os était irrégulièrement cuboïde, par conséquent il a six faces : une supérieure ou tibiale, deux laté-

---

(1) Colombo, *de Re anatomica,* p. 166; Parisiis, 1562.

rales ou malléollaires; une postérieure, remarquable seulement par la coulisse de glissement du long fléchisseur; enfin deux autres, intéressantes pour nous, la face inférieure ou calcanéenne, et l'antérieure ou scaphoïdienne. Nous allons donc décrire ces deux dernières.

Face inférieure de l'astragale. Cette face est en rapport avec le calcanéum par deux facettes de surfaces inégales et séparées par un sillon profond, plus large en dehors qu'en dedans, dont la direction est oblique d'arrière en avant et de dedans en dehors. Des deux facettes que je viens d'indiquer, la postérieure est la plus grande; sa forme est ovalaire, son axe est dirigé dans le même sens que le sillon, sa concavité répond à une convexité opposée du calcanéum.

La petite facette calcanéenne de l'astragale est plane (1) et antérieure à la précédente, dont elle est séparée par le sillon déjà décrit; son étendue est trois fois moins grande que celle de la facette postérieure.

Les auteurs indiquent que cette facette est quelquefois divisée en deux par un étranglement moyen, qui s'épare la facette que je viens d'indiquer d'une autre facette plus antérieure, qui s'articule aussi avec le calcanéum, et qui se continue avec la face scaphoïdienne de la tête de l'astragale.

---

(1) Bourgery dit que cette facette est convexe; je l'ai souvent vue plane, j'ai même maintenant sous les yeux un astragale sur lequel cette facette est concave. Je me range, du reste, à l'avis de M. Cruveilhier, qui dit (*Traité d'anatomie*, t. I, p. 320, 2e édit.) que cette facette est planiforme. Quoi qu'il en soit, il y a de nombreuses variétés, et l'on ne sait de quel côté est la règle. M. Cruveilhier (*op. cit.*, p. 552) dit que la facette astragalienne postérieure est concave et celle du calcanéum convexe. En avant, c'est le contraire; il y a là contradiction avec ce que ce savant anatomiste avait écrit pour l'ostéologie.

Face scaphoïdienne de l'astragale. Cette face, formée par la tête de l'astragale, a une forme sphéroïdale et s'articule avec le scaphoïde, qui a une cavité pour la recevoir. La tête de l'astragale dépasse inférieurement le scaphoïde, et au côté interne, c'est le tubercule du scaphoïde qui fait saillie; ce tubercule est un bon point de repère pour les amputations de Chopart et de M. Malgaigne.

Le plan inférieur de l'astragale est donc oblique de haut en bas et d'arrière en avant (1), de sorte que cet os, qui reçoit alternativement tout le poids du corps avec son congénère, le transmet en partie au calcanéum, en partie au scaphoïde. On peut déduire de là que lorsque le calcanéum reçoit à lui seul tout le poids du corps, il peut survenir une fracture comminutive par écrasement. Le calcanéum, ayant des cellules beaucoup plus larges que l'astragale, résiste moins aux violences et à l'envahissement de la carie.

Synoviales.

Toutes les facettes que je viens d'indiquer sont recouvertes de bourses synoviales pour favoriser le glissement. La plus importante est sans contredit celle qui tapisse les surfaces postérieures correspondantes de l'astragale et du calcanéum ; elle est assez lâche, puisque, selon M. Malgaigne, en rasant la face supérieure du calcanéum, le couteau se trouve à 2 ou 3 millimètres au-dessous de l'astragale. Elle a donc cette étendue, de plus elle se réfléchit en arrière du calcanéum.

L'*articulation astragalo-calcaléenne* est une double arthrodie. Pour cette articulation, M. Cruveilhier a admis une variété qu'il appelle *arthrodie par emboîtement réciproque*, vu que la brièveté des liga-

---

(1) La direction de la face inférieure de l'astragale et les inégalités de cet os ont été le sujet d'objections de cabinet qui seront réfutées plus loin; le plan devient horizontal, et les inégalités se comblent par du tissu fibreux.

ments ne permet que des mouvements de glissement. C'est la réunion de son deuxième et de son sixième genre d'articulation. L'emboîtement cependant n'a lieu que pour les facettes articulaires postérieures de l'astragale et du calcanéum. En avant c'est une véritable arthrodie à surfaces planes (1).

Ligaments. Les anatomistes ont décrit pour l'articulation astragalo-calcanéenne une foule de ligaments. Meckel a décrit un ligament interne et postérieur ; H. Cloquet, un ligament externe et postérieur ; d'autres, un ligament postérieur, un ligament externe et antérieur. De tout ce luxe de ligaments, tous les anatomistes aujourd'hui se contentent de ne décrire que le ligament interosseux, à l'exemple de M. Cruveilhier.

Ce ligament interosseux (Bichat) est, suivant M. Malgaigne, à proprement parler la clef de l'articulation, il est excessivement fort et suffit seul à maintenir les os en contact. Une demi-douzaine de faisceaux obliques et verticaux le constituent, il est entouré d'une atmosphère graisseuse qui comble les lacunes osseuses. Ce ligament remplit le fameux sillon que nous avons décrit plus haut, et il s'attache d'une part à la face inférieure de l'astragale, d'autre part à la face supérieure du calcanéum.

M. Malgaigne l'attaquait d'avant en arrière, après avoir préalablement désarticulé le scaphoïde.

M. Verneuil a eu l'ingénieuse idée de le couper avec la pointe du couteau par le côté externe.

Nous devons ajouter, pour compléter notre description, que les tendons et les gaînes tendineuses des muscles long fléchisseur,

---

(1) J'ai indiqué, à cet égard, les opinions différentes des auteurs : Bourgery, MM. Sappey, Richet, disent que la petite facette antérieure est convexe ; M. Cruveilhier dit tantôt planiforme (*Ostéologie*), tantôt convexe (*Arthrol.*, 2e édit.), M. Malgaigne (*Médecine opératoire*, 5e édit.) dit plane ou (*Anatomie chirurgicale*) légèrement convexe.

propre et commun et du jambier postérieur fortifient considérablement cette articulation en dedans et en arrière.

Ligaments calcanéo-scaphoïdiens et astragalo-scaphoïdien.

On sait que le scaphoïde n'offre pas de facettes articulaires pour se trouver en contact avec le calcanéum. Il y a pourtant deux ligaments calcanéo-scaphoïdiens, qui servent à maintenir la cavité glénoïde du scaphoïde toujours en rapport avec la tête astragalienne; Ce sont les ligaments *calcanéo-scaphoïdien supérieur* et *calcanéo-scaphoïdien inférieur.*

Ligament calcanéo-scaphoïdien supérieur. Il s'insère d'une part à la partie interne de la grande apophyse du calcanéum en avant et au-dessous du grand ligament astragalo-calcanéen ; il est entouré de tissu graisseux dans le creux qui se trouve au côté externe de l'astragale, il se dirige obliquement vers le scaphoïde, sur lequel il s'attache à la partie externe de sa face dorsale.

Ligament calcanéo-scaphoïdien inférieur. Ce ligament très-fort et fibro-cartilagineux se trouve placé à la partie inférieure et interne de la tête de l'astragale. On sait qu'inférieurement la tête astragalienne dépasse le scaphoïde. Ce ligament assez large, quelquefois double, sert de plancher à la tête de l'astragale, et il n'est pas rare de trouver un épaississement cartilagineux au voisinage de l'os sésamoïde du jambier postérieur. Ce ligament va de la petite tubérosité du calcanéum à la tubérosité du scaphoïde, sa forme est triangulaire; il peut s'ossifier.

Ligament astragalo-scaphoïdien (supérieur). Ce ligament forme une demi-capsule au-dessus de l'article; il est peu épais, aplati, s'insère d'une part à la partie rugueuse qui se trouve en avant de la poulie astragalienne, d'autre part à la face dorsale du scaphoïde, il se dirige de dedans en dehors et est recouvert par le muscle pédieux.

Déductions. Il résulte de la description précédente que tous les ligaments qui unissent l'astragale, le calcanéum et le scaphoïde, sont périphériques à la masse osseuse, et par conséquent aux surfaces articulaires ; on les divise facilement à plein tranchant, le couteau dirigé perpendiculairement sur les os. Un seul ligament fait exception, il est compris entre les surfaces de l'astragale et du calcanéum ; c'est la clef de l'articulation, selon M. Malgaigne, et le seul difficile à attaquer.

Un peu d'habitude aplanira les difficultés, soit par le procédé de M. Malgaigne, soit par celui de M. Verneuil. On doit conserver autant que possible l'article calcanéo-cuboïdien, afin de manœuvrer avec plus de puissance en tenant le pied de la main gauche, pendant que la droite insinue le couteau dans l'article astragalo-calcanéen.

Le temps le plus difficile de l'opération, selon moi, n'est pas la section du ligament interosseux, c'est la dissection du calcanéum par le procédé de J. Roux, de Toulon (1). Chacun sait que l'on peut appliquer à l'amputation sous-astragalienne tous les procédés inventés pour la tibio-tarsienne, en leur conservant toutefois plus d'ampleur.

Ligaments qui restent après l'opération pour maintenir l'astragale en position. Tous les ligaments qui s'insèrent d'une part à l'astragale, de l'autre aux os du tarse, sont sacrifiés ; les ligaments tibio-calcanéen et péronéo-calcanéen le sont également. Il reste donc les ligaments qui s'insèrent au tibia et au péroné pour se rendre exclusivement à l'astragale.

(1) Voir, dans le chapitre *des Aponévroses,* la description de la toile fibreuse que fournit le tendon d'Achille à la plante du pied

Il serait fastidieux d'énumérer leurs attaches, nous allons seulement indiquer ces ligaments :

1° Les *ligaments tibio-tarsiens antérieur et postérieur*, qui, selon M. Cruveilhier, ne méritent pas le nom de ligaments; car ils sont formés par des fibres rares, qui maintiennent la synoviale articulaire.

2° Une partie des fibres superficielles et les fibres profondes du ligament tibio-tarsien interne.

3° Le ligament *péronéo-astragalien antérieur*, qui est très-court et qui est une des trois divisions du ligament latéral externe.

4° Enfin le ligament *péronéo-astragalien postérieur*, qui est la dernière division du ligament latéral externe et qui est le plus fort de tous ceux qui restent pour maintenir l'astragale dans la mortaise tibio-péronière.

La toile fibreuse que j'indiquerai plus loin et les tendons qui prennent des insertions nouvelles suffisent pour empêcher l'astragale de se luxer, tout en lui permettant ses mouvements de flexion et d'extension.

PARTIES MOLLES.

Peau. La peau de la région tarsienne est fine à la face dorsale, rarement chargée de graisse; chez l'homme le tissu sous-jacent est lamelleux; on remarque, par exception, des cellules adipeuses chez la femme et chez l'enfant. Malgré cela il est toujours possible à l'*anatomiste* de reconnaître les saillies osseuses sur un pied sain d'homme, de femme ou d'enfant. Il n'en sera pas de même pour le *chirurgien* dans tous les cas. Les plaies par armes à feu, les caries multiples, le cancer, l'enchondrome, les fractures par écrasement, enfin toutes les maladies qui peuvent affecter le pied, font souvent disparaître ces points de repère; ce qui a fait dire à l'excentrique chirurgien de Lausanne : « Que signifient, par exemple, les beaux tracés et les données précises dont on nous parle tant, lorsqu'il s'agit de l'extirpation partielle du pied, par l'enlèvement de telle ou telle rangée du tarse ou du métatarse? Quand cette opération est indiquée, y a-t-il sur le membre affecté le moindre vestige de cet état normal, sur lequel on se fonde cependant pour formuler la marche que le bistouri doit suivre (1)? Je sais qu'à la suite de gangrènes, d'écrasements ou d'autres lésions, on peut amputer sans s'occuper des lignes articulaires, et opérer vers les limites du mal, selon la méthode antique; mais ce n'est pas une raison pour fouler aux pieds les enseignements qui ont fait faire tant de progrès à la médecine opératoire.» Il était curieux de lire dans l'ouvrage de Mayor «que la chirurgie semble s'élancer au pas de course dans la voie du progrès» (2), en même temps que cet auteur pratiquait des amputations avec la hache (3), selon la méthode de Botal, chirurgien de Charles IX. En agissant de la sorte, c'est faire un pas en arrière de trois siècles.

On remarque souvent, chez les individus qui portent des bottes très-justes, une large bourse muqueuse accidentelle sur la surface dorsale du pied; cette bourse est quelquefois recouverte d'une couche épaisse d'épithélium stratifié. La cause agissant toujours amène une inflammation de longue durée. J'ai eu l'occasion d'en voir un cas sur le pied d'un de mes collègues, à la Maison municipale de santé. L'inflammation a lieu quelquefois dans la gaîne synoviale du jambier antérieur, selon M. Velpeau. Le peu d'épaisseur de la peau de cette région a fait abandoner les lambeaux dorsaux non-seulement à cause du peu d'épaisseur du tégument, mais à cause de sa nutrition insuffisante, sa gangrène, ou tout au moins la formation de bourses

---

(1) *La Chirurgie simplifiée*, par Mathias Mayor, t. I, p. 37; Paris, 1841.

(2) *Loc. cit.*, p. 43.

(3) Communication d'un habitant de Lausanne qui a été témoin oculaire d'une de ces opérations.

muqueuses sous-cutanées, qui sont le siége de douleurs pendant la déambulation.

Peau de la face plantaire. La peau de cette région est la plus épaisse de l'économie; elle a un épiderme qui a chez certains individus la consistance de la corne; elle est doublée par un pannicule adipeux, élastique, et tout à fait approprié à garnir le piédestal humain. La peau plantaire est tellement calleuse chez le paysan, les gens qui marchent beaucoup, et surtout chez le nègre, qui marche pieds nus, que cette disposition est très-défavorable pour la cicatrisation des blessures ou des plaies. Dans ces derniers temps, M. le Dr Chassaignac a enlevé avec le bistouri les couches épidermiques de la plante du pied, au voisinage d'un ulcère connu sous le nom de *mal perforant*. Selon le savant chirurgien de Lariboisière, cette abrasion favoriserait la cicatrisation. Nous avons eu l'honneur de voir l'opération; mais nous n'avons pas suivi le malade, ce qui nous empêche de donner notre opinion sur cette méthode de traitement pour cette maladie, si obscure au point de vue étiologique. Cette affection, si bien décrite dans sa marche toujours perforante par MM. Vésigné d'Abbeville, Nélaton, et tout récemment par un chirurgien militaire (1), attend encore un Cuvier pour établir sa genèse.

Peau de la voûte plantaire. La peau de cette partie de la plante du pied n'a pas la même épaisseur que celle qui revêt le côté externe de la face plantaire, la tête des métatarsiens, et, en arrière, la moitié inférieure et postérieure du calcanéum, ce qui fait préférer le lambeau littéralement talonnier, par MM. Verneuil, Nélaton, Ad. Richard, Dolbeau, etc., au lambeau simplement latéral interne. Les blessures légères de la région plantaire sont très-dangereuses dans

(1) *L'Union médicale*, 17 mars 1859, mémoire de M. O. Lecomte.

les pays chauds. Blandin rapporte qu'à Surinam (1), ceux qui laissent gisant sur le sol des fragments de verre sont punis de mort. Je n'ai pas besoin de dire que la complication de ces blessures légères est le tétanos. Hâtons-nous de mentionner que Larrey, pendant la campagne d'Égypte, prétendait guérir le tétanos par l'amputation; il a réussi par ce moyen. Il est bizarre qu'une grande plaie, sans mettre à l'abri du *tétanos*, est moins dangereuse qu'une simple excoriation pour cette redoutable complication. Serait-ce la section incomplète des filets nerveux dans les blessures légères? Je parlerai des autres accidents dans d'autres passages, l'angioleucite à propos des vaisseaux lymphatiques; la phlébite sera aussi indiquée plus loin, etc.

Bourses synoviales sous-cutanées. Il y a plus de vingt ans, M. Lenoir a signalé dans la *Presse médicale* l'existence de trois bourses synoviales sous-cutanées à la plante du pied. La première se trouve à la face inférieure du calcanéum; les deux autres, au niveau des articulations métatarso-phalangiennes du premier et du cinquième orteil. Elles peuvent être le siége d'abcès qui laissent à leur suite des fistules difficiles à guérir; celle du calcanéum est la seule importante pour notre opération.

Aponévroses. Vers la terminaison de l'aponévrose jambière, on remarque trois épaississements aponévrotiques qui entourent le cou-de-pied à ses faces dorsale, interne et externe; ils ont reçu le nom de *ligaments annulaires du tarse*.

Le *ligament annulaire dorsal* s'attache d'une part vers la partie antérieure du creux astragalien au calcanéum; de là, suivant M. Cruveilhier, il s'élargit et se décompose en deux *festons*. Le premier s'attache au-dessus de la malléole tibiale; le second se dirige

(1) *Anatomie topographique*, 2e édit., p. 664.

obliquement sur le dos du pied, pour se confondre ensuite avec l'aponévrose plantaire. Ce ligament sert à la réflexion des tendons dorsaux.

L'aponévrose dorsale fait suite au ligament annulaire que je viens d'indiquer.

A la région dorsale du tarse, Blandin ne reconnaissait qu'un feuillet aponévrotique; Gerdy en a décrit un deuxième, et enfin M. Lacroix un troisième, de sorte que, suivant M. Maslieurat-Lagémard, les tendons des extenseurs des orteils sont compris entre la lame superficielle et celle du pédieux, et ce dernier se trouve entre son feuillet propre et celui des interosseux (1).

D'après MM. Cruveilhier et Sappey, il existe trois gaînes : l'interne pour le jambier antérieur, la moyenne pour l'extenseur propre du gros orteil et pour les vaisseaux et nerf tibiaux antérieurs, enfin l'externe pour l'extenseur commun et le péronier antérieur.

Le Dr Bouchard, ancien interne des hôpitaux de Strasbourg (2), fait remarquer qu'il a toujours vu les vaisseaux et nerfs passer dans l'espace libre des deux extenseurs, et jamais dans la gaîne de l'extenseur propre. Je ferai observer que l'excellent travail de M. Bouchard sur les gaînes tendineuses du pied n'est pas assez consulté; il a le mérite d'avoir rectifié plusieurs erreurs de M. Lagémard, seul cité dans nos ouvrages classiques, et par M. Robert, dans son excellente thèse pour le professorat.

En arrière, le tendon d'Achille, renfermé dans sa gaîne propre, est séparé en avant des os et des articulations : 1° par du tissu graisseux; 2° par l'aponévrose jambière, qui maintient solidement le fléchisseur propre du gros orteil.

Sur les côtés, on remarque que l'aponévrose, considérablement épaissie, adhère fortement au périoste des malléoles et au calcanéum;

---

(1) *Gazette médicale*, 1840, p. 273.

(2) Thèse de Strasbourg, p. 12 (1856, 2e série, n° 355).

on lui a donné les noms de *ligaments annulaires interne* et *externe du tarse.*

En dehors, le *ligament annulaire externe* forme d'abord un conduit unique pour les péroniers latéraux, ensuite ce conduit se divise en deux coulisses secondaires: 1° l'une pour le tendon du court péronier latéral, qui se dirige parallèlement au bord externe du pied; 2° l'autre pour le long péronier, qui s'enfonce sous le cuboïde.

En dedans, le ligament latéral est plus intéressant au point de vue des vaisseaux. M. le Dr Bouchard fait observer encore que les vaisseaux et nerf tibiaux ne passent pas dans le même canal ostéo-fibreux que les tendons. Ces organes passent, suivant cet anatomiste, entre le conduit du fléchisseur commun et celui du fléchisseur propre. Je ne peux mieux faire que de reproduire sa description :

«Le ligament annulaire interne répond par sa face interne à la voûte de l'os du talon, voûte qu'elle transforme en un conduit. De cette même face, naissent deux dédoublements qui divisent le conduit en trois canaux : le plus élevé est destiné au jambier postérieur; le moyen, au tendon du long fléchisseur commun des orteils (1). Ces deux canaux, superposés derrière la malléole, divergent plus bas, et se séparent à angle aigu; le premier accompagne le tendon du jambier antérieur, l'autre n'accompagne celui du fléchisseur que jusqu'à ce qu'il pénètre dans la plante. Puis vient la gaîne fibreuse du fléchisseur propre du gros orteil, qui, séparée en haut par celle du tendon précédent, s'en rapproche au voisinage de la plante, où elle l'abandonne» (2).

A la face plantaire, les anatomistes décrivent trois aponévroses : 1° une aponévrose moyenne, 2° une plantaire interne, 3° et enfin une aponévrose plantaire externe. Il n'est pas utile de les décrire

(1) Blandin décrivait un canal commun pour ces deux tendons (*Anatomie topographique*).

(2) Bouchard, *loc. cit.*, p. 13.

pour notre sujet. Une particularité à noter pour la région plantaire est l'espèce de toile fibreuse que fournit le tendon d'Achille.

M. Jules Roux en a donné une bonne description, que je vais lui emprunter :

« L'anatomie nous apprend que, à son extrémité inférieure, le tendon d'Achille se divise en deux faisceaux encore mal connus dans leur ensemble : l'un antérieur, plus volumineux, s'insère à la face postérieure du calcanéum ; l'autre, postérieur, rubané, dégénère bientôt en une toile fibreuse qui s'étale sur les parties molles et vient se perdre vers le milieu du pied. Cette toile solide, qui est bien distincte de l'aponévrose plantaire, est séparée de la membrane fibreuse du derme par les pelotons graisseux du talon, de telle sorte que ces deux lames fibreuses, liées entre elles par des expansions de même nature, que distendent des pelotons graisseux élastiques, peuvent être comparées à l'enveloppe solide d'un coussin. Or, dans la formation du lambeau plantaire, en ne coupant du tendon d'Achille que le faisceau calcanéen, on conservera au lambeau un moyen de suspension puissant et une action musculaire énergique, dont il est privé par la section de ce tendon au-dessus de sa division » (1).

En suivant les indications de M. J. Roux, on ne coupe que le faisceau calcanéen, de sorte que le faisceau plantaire fait insérer en avant du moignon, par son intermédiaire, les muscles jumeaux, soléaire et plantaire grêle.

Le tendon d'Achille n'étant pas rétracté, les muscles du mollet ont conservé leur puissance pour mouvoir le levier ; la déambulation est plus facile. J'ai aussi remarqué que les amputés de MM. Nélaton et Dolbeau avaient mieux conservé tous les mouvements de l'astragale. Chez les opérés de M. le professeur Malgaigne, le ten-

---

(1) J. Roux, *Amputation tibio-tarsienne*, p. 15 ; 1848.

don est coupé transversalement en entier, et se rétracte; pendant quelque temps, on n'a au pédicule du lambeau que la peau, les vaisseaux et les nerfs. Le même reproche a été fait à l'amputation tibio-tarsienne par le procédé de Sédillot.

D'après ce qui précède, on pourrait croire que les mouvements de flexion et d'extension de l'astragale sont abolis; ils ne sont simplement qu'atténués, car du tissu fibro-celluleux remplace le tendon. Cependant le procédé de J. Roux, appliqué à l'amputation sous-astragalienne, est préférable à celui de M. Malgaigne, et donne le meilleur résultat possible.

D'après M. le Dr Barthélemy (1), le professeur de Toulon a le premier attiré l'attention sur la disposition anatomique de ce tendon. Nous reconnaissons volontiers que, de nos jours, M. J. Roux a bien décrit cette toile fibreuse; mais sa découverte date de Galien, qui l'a indiquée, sans toutefois la décrire, avec la clarté et la précision du chirurgien de Toulon.

Gaînes synoviales tendineuses et tendons. Nous allons indiquer rapidement les gaînes synoviales tendineuses, sans entrer dans de grands détails, renvoyant le lecteur aux meilleurs travaux sur cette partie de l'anatomie du pied. On les a divisées en dorsales, latérales et plantaires : ces deux dernières ne peuvent pourtant pas former deux divisions distinctes ; car, dans une partie de leur étendue, elles sont latérales, dans l'autre, elles sont plantaires.

M. Lagémard, ancien interne des hôpitaux de Paris, publia un très-bon travail sur ce sujet dans la *Gazette médicale* de 1840 (2). Aucune monographie spéciale ne fut faite, je crois, jusqu'en 1856.

A cette époque, M. Bouchard, interne distingué des hôpitaux de Strasbourg, soutint une thèse remarquable devant cette Faculté;

---

(1) Thèse de Montpellier, 4 juillet 1857 ; *De l'Amputation tibio-tarsienne*, p. 11.

(2) Page 273.

dans son *Essai sur les gaînes synoviales tendineuses du pied*, M. Bouchard rectifia plusieurs erreurs qui s'étaient glissées dans la monographie de M. Lagémard et dans l'ouvrage de Bourgery. Nous n'avons pas besoin d'entrer dans de minutieux détails pour décrire les bourses tendineuses du pied, il suffit de dire qu'elles sont toutes plus ou moins lésées dans les amputations tibio-tarsienne et sous-astragalienne. M. Robert avait pensé qu'un petit lambeau dorsal pouvait mettre à l'abri de la lésion du cul-de-sac inférieur de la gaîne des muscles dorsaux, ou tout au moins de quelques-uns de ces embranchements, si, en le disséquant, on a le soin de raser les os le plus possible (1). Je dirai, avec M. Bouchard, qu'il n'y a pas un cul-de-sac unique. On trouve la gaîne du jambier antérieur, celle de l'extenseur propre, celle de l'extenseur commun.

Selon M. Bouchard, la gaîne de l'*extenseur commun* n'est pas quatrifide pour envoyer des expansions aux tendons et même au péronier antérieur, quand il existe; la forme de cette gaîne est quadrilatère. Cette opinion est tout à fait opposée à celle de tous les anatomistes, et entre autres, de Bourgery.

La gaîne de l'*extenseur propre*, placée entre la précédente et celle du jambier antérieur, a le diamètre d'une plume à écrire, et s'étend du ligament annulaire jusqu'à l'articulation métacarpo-phalangienne du gros orteil.

La gaîne du *jambier antérieur* commence au ligament annulaire, accompagne le tendon sur le dos du pied, et s'arrête à la hauteur de l'articulation astragalo-scaphoïdienne. MM. Bouchard et Kœberlé, professeur agrégé de Strasbourg, ont trouvé une autre bourse synoviale qui faisait communiquer la précédente avec l'articulation cunéo-métatarsienne.

Pour les trois gaînes que je viens de décrire, d'après M. Bouchard, la synoviale tendineuse ne se laisse dilater par l'insufflation qu'au devant du tendon, et elle reste toujours appliquée à la face posté-

---

(1) *Loc. cit.*, p. 152.

rieure, de sorte qu'à la face inférieure on pourrait croire qu'il n'y a pas de gaîne tendineuse, et que le tendon est à nu.

Passons maintenant aux gaînes synoviales tendineuses qui recouvrent les tendons latéraux.

Au côté externe, il y a les deux péroniers : l'un se rend au cinquième métatarsien où il s'insère ; l'autre, après l'avoir accompagné dans son trajet, contourne le cuboïde, et va s'insérer au premier cunéiforme et au premier métatarsien.

Les deux péroniers ont supérieurement une gaîne commune qui se bifurque. La division la plus courte engaîne le tendon du court péronier jusqu'à 0,02 de son insertion ; la plus longue accompagne le tendon du long péronier jusqu'à l'os sésamoïde de ce tendon, près de la coulisse cuboïdienne. A cet endroit, on remarque une autre gaîne pour la portion réfléchie du tendon qui communique quelquefois avec la première gaîne, selon M. Bouchard, et toujours avec la synoviale des articulations métatarsiennes, suivant M. Lagémard, et particulièrement avec celle du premier cunéiforme. Cette communication est d'une haute importance pour expliquer certaines fusées purulentes qui peuvent survenir après l'amputation de Lisfranc.

Des deux gaînes spéciales du long péronier latéral, la supérieure est placée sous le tendon, la plantaire est au-dessus. La gaîne commune des péroniers est bridée en haut par le ligament annulaire du tarse.

Au côté interne du tarse, nous trouvons trois tendons qui sont entourés, depuis la partie inférieure de la jambe, par trois synoviales distinctes, qui passent dans la coulisse du calcanéum pour devenir ensuite *plantaires.* Celle du *jambier postérieur* commence en arrière et en haut de la malléole interne et passe sous le ligament annulaire interne, elle a 0,07 de longueur (1). Celle du *flé-*

(1) M. le professeur Velpeau l'a vue considérablement distendue par un amas de synoviale.

chisseur commun a 0,03 de plus long, et va un peu au delà du scaphoïde ; elle se trouve placée un peu en arrière du jambier postérieur, à son point de départ ; ensuite elle devient plantaire et se trouve placée sous le tendon. Son étendue est de 0,10, et sa terminaison a lieu un peu au delà de l'articulation du scaphoïde avec le premier cunéïforme.

Le *fléchisseur propre du gros orteil* a une gaîne qui s'étend en avant depuis l'attache du tendon d'Achille, puis descend sous la voûte calcanéenne ; à cet endroit, elle est séparée de la gaîne du fléchisseur commun par les vaisseaux et les nerfs. Ensuite les deux gaînes sont juxta posées dans le reste de leur étendue, on trouve seulement du tissu cellulaire assez lâche.

VAISSEAUX ET NERFS.

La connaissance parfaite de la direction des artères est un point capital pour le chirurgien qui pratique cette opération. Le lambeau doit toujours être nourri par une des artères suivantes :

L'artère pédieuse, l'artère tibiale postérieure ou l'artère péronière.

L'*artère pédieuse* est la continuation de la tibiale antérieure, qui change de nom en passant sous le ligament annulaire ; elle est placée sur la face dorsale du tarse, jusqu'à la partie postérieure du premier espace interosseux, où elle devient perforante, pour s'aboucher avec la plantaire externe. Cette artère est accompagnée de deux *veines* satellites.

Le *nerf tibial antérieur* est placé au-dessus d'elle. Le petit calibre de cette artère, ses anomalies fréquentes, joints à la finesse de la peau dorsale du pied, font rejeter le lambeau dorsal comme classique, car on a eu à déplorer la gangrène du lambeau, M. Malgaigne, une fois pour l'amputation sous-astragalienne, et M. Baudens, plusieurs fois pour la tibio-tarsienne.

L'*artère tibiale postérieure* est sans contredit la plus importante de celles du tarse, tant par son calibre que par sa bifurcation, qui fournit la plantaire externe et la plantaire interne. C'est donc l'artère tibiale postérieure qui alimente toute la plante du pied ; nous n'avons ici à nous occuper de cette artère qu'à partir de son passage derrière la malléole interne ; après avoir donné une branche transversale à la péronière, elle contourne la malléole interne à un travers de doigt en arrière et en bas, pour se rendre sous la voûte protectrice du calcanéum, où elle se divise en deux branches : la *plantaire externe*, qui est sa vraie continuation, quant au calibre, et qui décrit une courbe que les anatomistes ont appelée *arcade plantaire;* l'autre branche, l'*artère plantaire interne*, se dirige horizontalement en avant, et est d'un calibre bien inférieur. L'artère tibiale postérieure a deux *veines* satellites.

Le *nerf tibial postérieur* et ses deux branches terminales, les *plantaires interne et externe,* accompagnent l'artère tibiale postérieure et les artères plantaires ; j'indiquerai seulement que le nerf plantaire interne est plus volumineux que l'externe, en opposition avec les artères qui ont un calibre inverse entre elles.

Déductions. Le chirugien doit raser le calcanéum le plus possible, pour éviter de couper l'artère tibiale postérieure avant sa bifurcation (1). M. Verneuil a recommandé la résection des nerfs pour éviter leur compression. M. Richet craint que cette résection de 2 centimètres n'amène la gangrène. M. Barthélemy (thèse de Montpellier, 1857) dit que pendant cette opération sur les nerfs, on pourrait léser l'artère qui lui est accolée ; quoi qu'il en soit, cette recommandation de M. Verneuil mérite une sérieuse observation, et avec un

(1) M. Jules Roux (broch. amp. tibio-tarsienne, p. 17 ; Paris, 1848) dit que le lambeau peut vivre même lorsque l'artère tibiale postérieure est liée avant sa bifurcation.

peu d'attention, on évitera la blessure de l'artère, redoutée par M. Barthelemy.

L'*artère péronière* mérite à peine d'être indiquée dans ce travail; son calibre est très-variable, elle se divise en deux branches :

1° Une péronière postérieure ou calcanéenne ;

2° Une péronière antérieure.

On ne doit jamais prendre un seul lambeau externe; dans les cas de nécessité, comme on le verra dans l'observation de Traill, on peut prendre deux lambeaux, et l'externe sera toujours le plus petit, vu l'insuffisance de nutrition que fournit la péronière (1).

Veines. Les profondes sont satellites des artères.... La *saphène interne* reçoit une partie du réseau veineux des faces dorsale et plantaire. La *saphène externe* reçoit l'autre partie des veinules dorsales et calcanéennes.

Nous n'en dirons pas davantage.

Vaisseaux lymphatiques.

Ces vaisseaux ont été bien décrits par Mascagni, Panizza, et, dans ces derniers temps, surtout par MM. Bonamy, Beau et Broca, dans leur *Atlas*, et par M. Sappey dans son *Anatomie descriptive.* On les divise en superficiels et profonds.

Les *lymphatiques superficiels* du pied sont dorsaux et plantaires; sur la *face dorsale* du pied, on voit, par l'injection, un magnifique réseau formé par les lymphatiques des orteils et du dos du pied.

Les *réseaux plantaires* forment deux groupes de rameaux : 1° les *plantaires internes*, qui avoisinent la malléole tibiale ; 2° les *plantaires externes*, qui entourent la malléole péronière.

---

(1) M. Baudens, en 1848, a fait une opération sous-astragalienne avec résection de la tête de l'astragale, procédé à lambeau externe, gangrène partielle.

Chacun de ces groupes monte obliquement de bas en haut vers la jambe.

Les *lymphatiques profonds* ont été divisés par M. Sappey (1) en quatre groupes : 1° celui de la saphène externe, 2° celui des vaisseaux pédieux, 3° celui des vaisseaux plantaires et tibiaux postérieurs, 4° celui des vaisseaux péroniers.

J'ai indiqué simplement ces travaux modernes sur les lymphatiques de cette région. Je ne parlerai pas de l'angioleucite qui peut survenir après les amputations du pied, ou bien après une légère excoriation de la peau chez certains individus. M. Sappey dit que ces petites blessures sont plus dangereuses au côté interne qu'au côté externe; de plus, ce savant anatomiste croit que les conduits lymphatiques peuvent se transformer en fistules, déposer la lymphe qui joue le rôle de corps étrangers et ainsi être la source d'un liquide ichoreux; enfin cet anatomiste reconnaît des ulcères variqueux lymphatiques.

J'ai eu l'occasion d'observer plusieurs amputés par les méthodes de Chopart, Lisfranc, etc., qui avaient de ces fistules très-difficiles à guérir. J'oubliais d'indiquer le ganglion sus-tarsien de Blandin, qui n'est plus décrit maintenant par les anatomistes contemporains.

On sait que, chez certains individus, la moindre excoriation de la peau des orteils ou du pied suffit pour communiquer une inflammation aux ganglions de l'aine.

Les vaisseaux lymphatiques du pied vont se rendre aux ganglions du creux poplité et à ceux de la région inguinale.

Une plus longue description serait tout à fait hors de notre sujet.

Anomalies; variétés anatomiques qui peuvent compliquer ou empêcher l'amputation ; observation d'ankylose astragalo-calcanéenne.

Je n'ai pas l'intention d'indiquer toutes les anomalies congénitales

(1) T. I, p. 651.

si bien décrites par M. Isidore Geoffroy-Saint-Hilaire dans son excellent ouvrage (1). Je n'indiquerai ni les anomalies par excès ni les anomalies par défaut qui peuvent affecter le pied. Les anomalies artérielles, utiles à connaître pour faire des ligatures, sont de peu d'importance pour l'opération qui nous concerne. Nous allons donc nous occuper exclusivement des anomalies osseuses qui peuvent modifier la structure du tarse non-seulement dans la vieillesse, mais encore dans la jeunesse; je veux parler des soudures soit séniles, soit pathologiques. Si le jeune chirurgien n'est pas prévenu de l'existence des soudures survenant à la suite de phlegmasies du pied, il sera fort embarrassé pour continuer une opération qu'il connaît du reste parfaitement. Le couteau trouvera un obstacle insurmontable dont la scie seule pourra faire justice. Il est bien entendu que je ne veux pas insister sur les soudures des vieillards, qui obligent souvent à faire des amputations dans la continuité, même au niveau des articles. Tous les chirurgiens connaissent ces soudures chez les vieillards, il serait superflu de s'y arrêter.

L'ankylose et l'ossification des ligaments du tarse, sans être très-communes, se rencontrent de temps en temps chez les jeunes sujets, et M. le professeur Velpeau les regarde comme assez fréquentes (2). M. Velpeau a attribué à Astley Cooper et à M. Plichon la découverte de cette anomalie, ce qui a été le sujet d'une diatribe de la part de l'irritable Lisfranc. L'ancien chirurgien de la Pitié cite un passage de son mémoire présenté en 1815 à l'Institut et réclame, d'une manière assez acerbe, la priorité de cette découverte. Je dirai, pour l'honneur de la vérité, qu'il ne s'agit, dans ce passage de Lisfranc, que de l'ossification du ligament astragalo-scaphoïdo-calcanéo-cuboïdien *chez des vieillards* (3), ce qui met tout à fait MM. Plichon et Velpeau

(1) *Tératologie*, t. I.

(2) *Anatomie chirurgicale*, 3e édit., t. II, p. 638; 1832.

(3) *Médecine opératoire*, t. I. p. 811, et t. II, p. 313.

hors de cause. Je vais citer le texte de M. Plichon (1) : « J'ai remarqué, non *chez des vieillards*, mais chez de *jeunes sujets*, le ligament calcanéo-scaphoïdien externe ossifié. » Entre autres cas, cet auteur ajoute qu'il a rencontré cette anomalie sur les deux pieds d'un cadavre d'une femme de 30 ans. L'obstacle invincible qui se présenta pour l'amputation de Chopart fut examiné attentivement, et ce chirurgien reconnut que le calcanéum et le scaphoïde ne formaient qu'un seul os.

M. le professeur Cruveilhier, dans son *Anatomie pathologique* (2), représente le scaphoïde et le calcanéum soudés ensemble de manière à ne former ainsi qu'un seul os. Voici du reste comment s'exprime ce savant anatomiste à propos d'une pièce donnée par M. Fischer (3) : « La soudure naturelle, rare sans doute, mais possible, du calcanéum et du scaphoïde, est un des inconvénients de l'amputation partielle du pied par la méthode de Chopart. Cette variété anatomique n'est pas due à un état morbide, elle s'est présentée plusieurs fois et elle peut prédisposer à une fracture.

M. le professeur Sédillot a signalé, de son côté, que le scaphoïde, articulé naturellement avec l'astragale, envoyait une véritable apophyse articulaire en dehors et en arrière, vers le calcanéum, et offrait d'ailleurs des rapports normaux avec le cuboïde.

On comprend combien il serait difficile de trouver sur le vivant cette nouvelle articulation calcanéo-scaphoïdienne, si l'on n'était pas averti de sa possibilité (4).

Cette ossification du ligament calcanéo-scaphoïdien a été trouvée deux fois par M. Velpeau. Le savant chirurgien propose, comme

---

(1) Thèse de Paris, 1828, n° 261, p. 30.

(2) Planche IV, fig. 5, 2e livr.

(3) Cruveilhier, *loc. cit.*, p. 6, et Fischer, *Bibliothèque médicale*, 1829, t. II, p. 432.

(4) *Gazette médicale de Strasbourg*, t. VIII, p. 54, avec figures ; 1848.

M. Cruveilhier, d'avoir recours à la scie, à l'exemple d'Astley Cooper, au lieu de rompre le tout par de trop violents efforts (1).

M. Robert a vu cette ossification affectant presque toujours les deux pieds (2).

Je me suis arrêté sur ces détails, parce que l'obstacle serait le même pour l'amputation de M. Malgaigne que pour celle de Chopart, seule pratiquée au milieu du tarse, du temps de M. Plichon (1828).

Ankylose de l'articulation calcanéo-astragalienne. — Une jeune fille de 16 ans, salle Saint-Paul, n° 22, service de M. Robert, à l'Hôtel-Dieu, était atteinte d'une nécrose du calcanéum du pied gauche. La région calcanéenne était augmentée de volume, douloureuse à la pression ; deux fistules laissaient s'écouler un pus mal lié. L'obligation de rester au lit et la suppuration contribuaient à altérer la santé générale.

M. Robert, après avoir examiné minutieusement le calcanéum au moyen de la sonde, se décida à opérer cette jeune fille, si l'extraction du séquestre était impossible.

Le 25 novembre 1858, cette jeune fille est conduite à l'amphithéâtre de l'Hôtel-Dieu. M. le Dr Verneuil, qui se trouvait présent à l'opération, avait eu la bonté de me prévenir, et j'eus l'occasion de voir un cas d'obstacle insurmontable pour faire l'amputation sous-astragalienne *avec le bistouri*.

M. Robert, après avoir essayé d'extraire avec la gouge le séquestre enchâssé au centre du calcanéum, se décida à pratiquer l'amputation sous-astragalienne, et par conséquent à conserver du pied autant qu'il serait possible.

La malade fut anesthésiée par le chloroforme ; le bistouri est mené sur la face externe du calcanéum, au-dessous de la malléole externe, puis sur le dos du pied, suivant les indications de MM. Jules Roux et Verneuil. Tout allait bien : la compression, parfaitement faite par l'interne de service, M. Després, ne laissait pas échapper une goutte de sang ; tout l'auditoire était charmé d'assister à une opération que beaucoup de docteurs n'ont jamais vue. M. Robert veut désarticuler le calcanéum, tous ses efforts sont infructueux pour introduire le couteau entre cet os et l'astragale; il y avait soudure intime des deux os, conséquence de

(1) Velpeau, *loc. cit.*

(2) Thèse de concours, p. 35.

la périostite du calcanéum et de l'immobilité qu'avait conservée la malade depuis assez longtemps.

Le lambeau latéral interne et talonnier était tout tracé : M. Robert, forcé par la nécessité, sacrifie le calcanéum et les malléoles ; en un mot, l'amputation tibio-tarsienne est substituée à la sous-astragalienne en moins de temps qu'il ne m'en faut pour l'écrire.

Cette jeune fille est maintenant guérie, et sortie de l'hôpital avec une bottine Charrière.

Proposition de l'auteur. Je suis heureux d'avoir été témoin oculaire de ce fait, qui est d'un haut enseignement pour la pratique et qui m'engage à proposer de faire l'amputation sous-astragalienne dans la *continuité* des deux os soudés, l'astragale et le calcanéum.

Ne devrait-on pas essayer de scier parallèlement à la face inférieure de l'astragale, si cet os était sain? C'est le parti que je prendrais dans cette occurrence.

Bien avant l'opération que je viens d'indiquer avec quelques détails, M. Robert écrivait : (1) « La soudure de l'astragale avec le calcanéum est tantôt partielle, tantôt générale ; elle est *fréquente* et paraît être accidentelle. » J'ai indiqué, dans la partie anatomique de ce travail, l'anomalie qui peut exister à la tubérosité interne et inférieure du scaphoïde sous forme d'épiphyse. Cela peut présenter des diffficultés pour engager le couteau (2). Selon M. Auzias-Turenne, cette anomalie existe une fois sur 30. M. Robert a signalé que le bec du calcanéum peut se prolonger très-loin entre le cuboïde et le scaphoïde. Il peut même exister un os sésamoïde dorsal au-dessus du ligament interosseux ; cet os se trouve entre le calca-

---

(1) Thèse de concours, 1850, p. 37.

(2) Lisfranc (*Médecine opér.*, t. II, p. 308) a signalé cet inconvénient et prescrit de diriger le manche du couteau vers les orteils, de manière à former un angle à sinus externe de 45 degrés, et de ne pas faire comme les commençants, qui dirigent le tranchant du couteau perpendiculairement sur la saillie du scaphoïde qui masque l'article.

néum et l'astragale en arrière, et le cuboïde et le scaphoïde en avant. M. Auzias en a signalé trois cas.

Le calcanéum et l'astragale sont presque au même niveau, lorsque le pied est fléchi, selon Lisfranc (1).

Dans l'extension forcée, presque toujours le calcanéum dépasse l'astragale de 7 millimètres et demi. Lisfranc rapporte avoir vu des sujets chez lesquels l'extrémité antérieure dépassait celle de l'astragale de 0,013 et plus ; ces cas sont comme 1 : 200. Broc a montré un sujet chez lequel, au contraire, la saillie de l'astragale était d'un centimètre en avant du calcanéum.

Lorsqu'il s'agira de pied-bot, s'il était nécessaire de faire une amputation, le chirurgien consultera ses propres inspirations pour que le malade ait une bonne base de sustentation. L'opération, du reste, sera presque toujours mixte, c'est-à-dire dans la continuité et dans la contiguïté : ces cas assez rares ne permettent pas de faire ici de considérations générales.

Je crois avoir relaté tous les faits qui se trouvent dans les annales de la science, il suffit d'être averti de ces anomalies avant d'opérer ; au moment de l'amputation, on tranchera la difficulté avec la scie, verticalement, comme le recommandent Cooper, Lisfranc, MM. Cruveilhier, Plichon, Velpeau, Fisher et Robert.

Dans d'autres cas, *si l'on ne veut pas engager la scie parallèlement à la plante du pied, comme je le propose pour la soudure astragalo-calcanéenne,* on imitera M. Robert, qui, tout en conservant le même lambeau, a fait l'amputation tibio-tarsienne, au lieu de la sous-astragalienne.

Règle générale : pour faire une amputation partielle du pied, le chirurgien doit toujours se munir d'une scie, même lorsqu'il se propose de n'amputer que dans la contiguïté, de manière à sur-

---

(1) T. II, p. 309.

monter tous les obstacles qui pourraient surgir pendant la désarticulation.

INDICATIONS PATHOLOGIQUES.

Il est difficile d'indiquer d'une manière absolue toutes les maladies qui réclament l'amputation sous-astragalienne; nous allons d'abord examiner la plus commune avec quelques détails, puis nous ne ferons qu'indiquer celles pour lesquelles les chirurgiens ne sont pas du même avis en ce qui concerne l'amputation.

En première ligne, nous trouvons la *carie*, qui compte pour les 9 dixièmes dans les ampùtations du pied. Nous ne discuterons pas toutes les opinions sur cette maladie, il faudrait un volume pour les indiquer. Notons seulement que la vermoulure des anciens et de J.-L. Petit, la carie ulcérante et la carie dure de Gerdy, les opinions de Lobstein, au lieu d'éclairer cette question, l'ont rendue très-difficile; car, comme pour toutes les maladies des os, il faut rechercher les influences diathésiques. La scrofule, la vérole, la goutte, le rhumatisme, le cancer, peuvent être cause d'ostéite, d'après Gerdy (1), et l'ostéite peut se compliquer de carie. Enfin toutes les violences extérieures peuvent causer des fractures, des contusions, des plaies qui souvent se compliquent de carie. D'autres fois l'ostéite est une complication de la nécrose (2). D'après Gerdy, la carie syphilitique est moins grave que la carie scrofuleuse, qui cependant peut guérir spontanément dans les os tarsiens (3).

Enfin, selon ce savant pathologiste, la carie molle a moins de tendance à la guérison que la carie dure, et peut se propager aux os voisins.

---

(1) *Monographie*, t. III, p. 22.

(2) *Id.*, p. 107.

(3) *Id.*, p. 104.

Gerdy, Lugol, et M. Boinet, prétendent avoir obtenu de bons résultats à la suite d'injections iodées. M. Broca (1) n'est pas du même avis; ce savant chirurgien dit que la teinture d'iode n'a aucune influence sur le tissu osseux. L'iode n'agirait efficacement que pour modifier les parties molles circonvoisines.

Une discussion récente à la Société de chirurgie a prouvé que les savants ne s'entendaient pas encore sur le sens du mot carie (2). Delpech (3) et Bonnet (de Lyon) s'élevèrent aussi contre le vague de ce mot; espérons que bientôt un travail sérieux déterminera ce que l'on doit entendre par *carie;* car les auteurs, selon Bonnet (4), n'ont envisagé la question que sous une face, et chacun à son point de vue. Cette maladie, qui se perd dans la nuit des temps, est encore aujourd'hui le sujet de nombreuses discussions; son étude est à refaire.

J'ai cru devoir dépasser les limites de mon cadre à propos de la carie, la plus importante de toutes les maladies du pied, surtout chez les individus malingres des grandes villes.

La carie des os du tarse est fréquente. Si l'on a une carie scrofuleuse du calcanéum, est-il permis d'opérer dans l'article sous-astragalien? J'ai indiqué la réserve de M. Verneuil pour les maladies organiques. Depuis longtemps, la crainte de la récidive a fait hésiter

---

(1) Société de chirurgie, séance du 27 janvier 1858.

(2) M. le professeur Nélaton avait amputé secondairement le jeune homme de Troyes, opéré, quelques années auparavant, dans l'article calcanéo-astragalien pour une nécrose du calcanéum. M. Verneuil examina la pièce, il remarqua que les extrémités osseuses étaient cariées; M. J. Cloquet soutint que les os étaient tout simplement nécrosés; M. Verneuil lui répondit que c'était la carie dure de Gerdy. On voit dans quelle obscurité on tourne pour s'entendre sur le mot *carie*. Doit-on appeler récidive une *carie dure* qui succède à une nécrose? La différence de maladie est dans les mots.

(3) *Chirurgie clinique*, t. II, p. 487.

(4) *Traité des maladies articulaires*, p. 37.

les chirurgiens. Sur mes 14 amputations sous-astragaliennes, je ne trouve qu'un cas de récidive (1).

Lisfranc a combattu cette crainte traditionnelle par certains faits tirés de sa pratique. « On a cru pendant longtemps, et Pott a insisté sur cette idée, que si la carie siége dans une articulation, elle doit affecter les surfaces articulaires qui se correspondent ; il peut certainement en être ainsi ; mais les circonstances dans lesquelles l'une de ces surfaces est seule malade ne sont pas rares. » Après en avoir donné des exemples, il ajoute : « Lorsque l'on ampute dans un article où existe la carie, on n'est pas toujours obligé de couper les deux surfaces articulaires correspondantes ; ces idées s'appliquent *même aux os du tarse.* »

Nous n'avons pas certainement la même confiance que Lisfranc. L'os peut, selon certains chirurgiens, porter en lui le germe de la maladie qui n'est pas appréciable à nos sens, la maladie est latente quelquefois dans les cas où une surface articulaire voisine est malade. Quoi qu'il en soit, nous croyons que l'on peut faire l'amputation sous-astragalienne, lorsqu'il y a carie du calcanéum ; voici notre raison. Dans toutes les caries du calcanéum examinées *post amputationem*, on remarque la fonte du tissu spongieux ; il ne reste que la coque compacte, qui, après la période de gonflement de l'os, se perfore où il y a le moins de pression, c'est-à-dire partout (3), excepté aux articulations de l'astragale et du cuboïde. On sait du reste que le tissu compacte est plus épais aux surfaces articulaires.

---

(1) Le jeune homme de Troyes, amputé par M. Nélaton. Ce malade avait été opéré pour une nécrose du calcanéum ; amputation secondaire dans la masse malléolaire, deux ans après ; mort de tuberculisation généralisée.

(2) *Médecine opératoire*, t. I, p. 808.

(3) Lés fistules se voient le plus souvent aux faces externe et interne du calcanéum ; la région plantaire n'en présente que lorsque le malade est depuis longtemps au lit : alors la maladie est ancienne et a eu le temps de perforer la peau épaisse du talon.

Si l'on a objecté aux partisans de l'amputation sous-astragalienne d'opérer trop près du mal, nous répondrons : puisque vous ne voulez pas opérer selon cette méthode pour des caries du calcanéum, acceptez-la au moins pour des caries du cuboïde, des cunéiformes et des métatarsiens. En un mot, si le fantôme de la récidive vous effraye, substituez l'amputation de M. Malgaigne à celle de Chopart et de Lisfranc, bien entendu pour les maladies organiques, et vous serez logiques et conséquents avec vous-mêmes.

Avant de se décider à faire l'amputation, on doit essayer de tous les moyens chirurgicaux et médicaux. La carie simple et superficielle peut se guérir au bout d'un temps fort long ; mais, lorsqu'elle est liée à une diathèse ou lorsqu'elle existe chez des gens débilités, comme on le voit dans les hôpitaux, elle est incurable.

Les injections d'iode, l'abrasion, l'excision au moyen de la gouge, de la rugine, le feu, l'iode, ne peuvent souvent pas enrayer la maladie. L'ablation de l'os ou l'amputation restent alors comme seule ressource. Plusieurs chirurgiens, parmi lesquels je citerai M. Verneuil, redoutent l'amputation près des os malades : alors il faudrait amputer au-dessus des malléoles, car la masse malléolaire est tout aussi spongieuse que les gros os du tarse.

Percy a cité un cas remarquable de guérison de carie en se servant successivement du fer et du feu ; il s'exprime ainsi : « J'ai guéri une carie assez étendue de la partie latérale externe du calcanéum, de l'astragale et de la pointe du péroné, en raclant, plusieurs fois de suite, les parties affectées (opération que le peu de solidité de ces os rend facile), et en y appliquant une seule fois le cautère; tandis qu'il aurait fallu y revenir souvent si je n'eusse pris cette précaution » (rugination préalable) (1).

Hippocrate avait bien caractérisé, dans ses Aphorismes, les moyens que l'on doit employer : « Ce que les médicaments ne guérissent pas,

(1) *Pyrotechnie chirurgicale*, p. 284 ; Paris, 1811.

le fer le guérit; ce que le fer ne guérit pas, le feu le guérit; ce que le feu ne guérit pas doit être regardé comme incurable» (1). Ajoutons maintenant : ce qui est incurable, nous le retranchons.

Les dégénérescences fibreuses et fibro-plastiques (2) du pied peuvent aussi être cause d'amputation. Le cancer, les tumeurs érectiles (3), les nécroses, les exostoses, les tumeurs blanches des articulations du pied, les gangrènes de diverses natures, congélations, ergotisme, etc., les fractures comminutives suivies de gangrène ou d'hémorrhagie grave, les fractures par écrasement, les brûlures profondes, les plaies par armes à feu, peuvent aussi obliger à faire l'amputation sous-astragalienne. Plusieurs des malades cités dans ce travail ont été opérés pour quelques-unes des maladies que je viens d'énumérer. Peut-être d'autres lésions obligeront le chirurgien à amputer; le mal perforant, après avoir nécrosé les os, sera-t-il dans ce cas? Il ne nous est pas permis de faire des hypothèses; disons seulement que la carie est la principale maladie à considérer, et de toutes la plus commune.

Les quatorze amputations que nous avons indiquées ont été pratiquées pour les maladies suivantes :

Carie	7
Périostite	1
Congélation	1
Nécrose	1
Tumeur blanche	1
Plaie par arme à feu	1
Cause non indiquée	2
	14

(1) Édition Littré, t. IV, p. 609.

(2) Voir une curieuse observation de M. Robert (*Moniteur des hôpitaux*, 1859, p. 141; tumeur fibro-plastique du calcanéum).

(3) M. Syme fit l'amputation totale du pied pour une tumeur érectile chez un enfant de 5 mois (*Annales de thérap.*, t. III, p. 275).

Lorsqu'il s'agit de plaie des articulations, de gangrène, les auteurs ne sont pas d'accord. Pour les gangrènes par congélation, en Crimée, la majorité des chirurgiens les proscrivaient (1), d'autres en ont obtenu de bons résultats (2). La débilité des soldats, le typhus, les diarrhées incoercibles, ne peuvent pas permettre de juger la question. Les beaux résultats d'amputations *naturelles* par suite de congélation, pendant la campagne de Crimée, ont enthousiasmé Baudens, qui, sur 303 soldats examinés par lui à Montpellier, ne trouva que 3 hommes amputés par le chirurgien (3).

Si Baudens pouvait revoir ces soldats maintenant, il verrait avec douleur que la *nature* ne les a pas mis à l'abri de la conicité du moignon.

La conicité du moignon, sans être une maladie, est cependant une des causes les plus fréquentes de réamputation pour la chirurgie du pied (4).

Notre cadre ne nous permet pas de nous étendre plus longtemps sur l'intéressante question des indications pathologiques pour les amputations partielles du pied.

Examen comparatif des différentes amputations pratiquées pour des affections du pied.

Pendant longtemps on a abandonné le précepte d'Hippocrate, qui recommandait d'amputer le pied dans l'article (5), en rendant la jambe solidaire des affections du pied. Il est déplorable d'avoir à

---

(1) Scrive, Baudens.

(2) Valette.

(3) *Comptes rendus de l'Académie des sciences*, 30 avril 1855.

(4) Voir la thèse du Dr Quesney, 1857, dans laquelle se trouve d'intéressantes observations de M. Verneuil sur la conicité du moignon.

(5) *De Articulis*, section 4.

enregistrer que, pour un seul os malade du pied, les chirurgiens, depuis Ambroise Paré jusqu'à la fin du siècle dernier, ont amputé au lieu d'élection.

Celse ne voulait pas amputer dans les articles; Galien fit revivre pendant quelque temps la pratique du père de la médecine, en disant que les amputations dans les articles se faisaient plus rapidement et étaient moins compliquées (1). Galien raconte, dans le chapitre *De l'Utilité des parties* (2), deux faits dont il avait été témoin : «Les malheureux qui avaient perdu les pieds pendant la peste à la suite de gangrène, et ceux qui avaient été amputés par ce *brigand* qui exerçait sa cruauté près de Coracès en Pamphylie, ne pouvaient marcher qu'à l'aide de bâtons (double amputation); car le poids du corps ne pouvait être livré à un seul membre mutilé, mais ils pouvaient à la vérité se tenir debout.» Que l'on vienne dire maintenant, comme l'a fait M. Barthélemy, dans une bonne thèse de Montpellier, 1857, que l'amputation tibio-tarsienne était inconnue à Hippocrate et Galien (3). Cet élève de M. Jules Roux a traité un peu cavalièrement l'école de Montpellier, si fidèle aux traditions de l'antiquité : «Peu nous importe, dit ce chirurgien, quelques mots douteux qui, pendant de longs siècles, ont sommeillé sans profit dans les écrits cependant si souvent lus et cités. Je dirai à M. Barthélemy, qui du reste n'a fait que reproduire ce qui est écrit dans tous les livres classiques, que la double amputation pra-

---

(1) Dujardin et Peyrilhe, *Histoire de la médecine;* Paris, 1774-1780.

(2) Édition Daremberg, t. I, p. 231. Hippocrate avait aussi indiqué l'amputation dans l'article du cou-de-pied dans son livre *de Articulis*, section 4. Paul d'Égine, dans sa *Chirurgie*, édition Briau, page 337, n'indique que l'amputation du pied dans la continuité, selon la pratique de Léonidès. Plus tard Fabrice de Hilden a pratiqué la désarticulation tibio-tarsienne. Dalechamps a rapporté cette opération d'après Albucasis.

(3) Hippocrate (*loc. cit.*) indique clairement l'amputation du pied dans l'article tibio-tarsien.

tiquée par le brigand de Coracès est plus intéressante que celle de Textor.

Les amputés du brigand grec se tenaient debout et marchaient avec un bâton, tandis que le malade du chirurgien allemand a été obligé de marcher sur les genoux. Il est bizarre que les brigands de toutes les époques aient fait d'une manière empirique des amputations qui plus tard sont entrées dans le domaine de la science. Le brigand de Coracès pratiquait sur un grand nombre de malheureux l'amputation tibio-tarsienne, et, de nos jours, on trouve le même supplice appliqué juridiquement à des révoltés par un bourreau abyssin (1).

Pendant tout le moyen âge, on se contentait de faire les amputations partielles du pied avec la hache et le maillet; Fabrice de Hilden et Scultet ont représenté les figures des instruments de cette époque barbare.

Amputation au lieu d'élection.

Des raisons différentes ont fait adopter l'amputation au lieu d'élection : du temps d'Ambroise Paré, l'insuffisance de la prothèse ; de nos jours, les mauvais résultats de l'amputation sus-malléolaire pour les individus qui ne peuvent pas se servir des jambes artificielles de Mille, F. Martin et Charrière; et, selon M. Larrey, la persistance d'ulcères atoniques et de caries du moignon.

Le grand nom d'Ambroise Paré avait convaincu tous les chirurgiens; l'amputation à cinq travers de doigt du *genouil* était pratiquée généralement, et l'amputation du pied était tombée en discrédit, malgré les louables efforts que fit plus tard Brasdor pour la réhabiliter.

Les échos d'alentour répétaient la lamentable et éternelle histoire

---

(1) Voir l'historique de l'amputation sous-astragalienne.

du capitaine Leclerc, à qui un boulet avait enlevé le pied et les malléoles. Selon A. Paré, il se fit débarrasser de sa jambe par une nouvelle amputation, depuis laquelle il marcha mieux qu'auparavant.

C'est le cas de dire, avec un savant critique, que le lieu d'élection a été choisi pour la vieille et classique jambe de bois et non cette dernière pour l'amputation.

La prothèse avait encore des progrès à faire, elle n'était pas encore entre les mains de la dynastie des Charrière.

Solingen et Ravaton n'avaient pas pu entraîner l'opinion en démontrant les avantages de l'amputation sus-malléolaire. Dionis cependant, dans son cours de chirurgie (1), s'élève contre la pratique des Français, recommande de ne couper la jambe à la *jarretière* que dans le cas où le malade ne pourra pas se servir de son membre ; autrement il préfère la bottine de Solingen, chirurgien hollandais, et est d'avis de couper la jambe le plus bas possible.

On sait que Larrey et les chirurgiens de l'Empire, Breschet, et de nos jours, quelques chirurgiens de la campagne de Crimée, ont pratiqué de préférence l'amputation au lieu d'élection. Pour les maladies organiques du pied, il faut éviter de tomber de Carybde en Scylla, c'est-à-dire en s'éloignant du mal, s'approcher trop du tronc, et par conséquent rendre l'opération plus dangereuse.

Du reste, après l'amputation, une thérapeutique bien entendue pourra considérablement modifier la constitution scrofuleuse, qui fournit les 8 dixièmes d'amputations du pied (2).

---

(1) *Cours d'opérations*, p. 741, 742; Paris, 1773.

(2) J'ai dit plus haut que la carie du tarse fournissait les 9 dixièmes d'amputations partielles du pied. Je prie le lecteur de remarquer qu'ici je dis 8 dixièmes pour les *caries scrofuleuses ;* la différence de 1 dixième est pour la carie simple, c'est-à-dire celle que l'on ne peut rattacher à aucune diathèse. Je demande par-

Tout le monde admet que l'amputation au lieu d'élection est plus grave. Est-ce la vaste plaie qui en résulte, l'ébranlement nerveux plus considérable, l'ablation d'une plus grande partie de l'économie, le rapprochement plus considérable du tronc, les complications fâcheuses plus à craindre pour cette amputation, infection purulente, pourriture d'hôpital, etc.? Est-ce tout cela réuni? Il ne nous appartient pas de juger la question à fond maintenant; contentons-nous de signaler les inconvénients de cette amputation pour les affections du pied, et disons franchement que le lieu d'élection a fait son temps, il a eu ses beaux jours; c'est une cartouche de salut que l'on ne doit employer que pour des affections de la jambe. C'est, pour me servir d'une expression de M. Velpeau, une opération *officinale* qu'il est quelquefois nécessaire de pratiquer. Cette amputation ressemble assez bien à ces vieux médicaments, conservés religieusement dans les pharmacies, mais qui, quoique bons en eux-mêmes, sont loin d'être une panacée universelle.

En résumé, l'amputation au lieu d'élection doit être bannie de la pratique pour les affections du pied.

Il n'appartient plus à notre époque de sacrifier aussi gratuitement toute une brisure du membre inférieur, en rendant la jambe solidaire des maladies du pied.

Amputation au milieu de la jambe. Je me contenterai d'indiquer cette amputation seulement pour la proscrire; elle n'offre pas les avantages de l'amputation au lieu d'élection, est presque aussi dangereuse, et conserve inutilement une longueur plus grande de la

---

don à M. le professeur Piorry de me servir de cette expression, qui évite d'énumérer les maladies protéiformes, syphilis, scrofule, etc.

En résumé, nous trouvons pour les amputations partielles du pied : carie scrofuleuse, 8 dixièmes; carie simple, 1 dixième; autres maladies et lésions traumatiques, 1 dixième.

jambe, que les appareils prothétiques ne peuvent pas utiliser, et les malades sont réduits à marcher sur le genou.

Cette opération est pratiquée en Angleterre, et M. Nicolas Pirogoff en cite quelques cas de ses confrères des hôpitaux militaires de Russie et de Pologne (1). M. Chassaignac me dit à l'instant qu'il est partisan de cette opération, et qu'il la croit moins dangereuse que celle au lieu d'élection.

Amputation sus-malléolaire. Il m'est difficile, avec mon peu d'expérience, de porter un jugement définitif sur cette opération, une des plus remarquables peut-être de la chirurgie. Cette opération n'est guère plus grave, je crois, que l'amputation de Chopart. Il est donc très-important d'étudier avec soin cette amputation. Une objection capitale que l'on a faite, c'est l'indispensable nécessité d'un appareil dispendieux (200 ou 300 fr.) (2), pour utiliser la jambe et conserver les mouvements de l'articulation du genou. Une seconde objection, présentée par M. H. Larrey, est l'existence d'ulcères atoniques sur le moignon, quelquefois sa cicatrisation impossible, non à la suite de maladies organiques, mais bien après des amputations faites pour des blessures de guerre ou des congélations.

---

(1) *Voyage au Caucase*, bibliothèque impériale (T. 1653, 5 p. 1); Saint-Pétersbourg, 1849. A la fin de cet ouvrage, se trouve un tableau d'opérations pratiquées dans les hôpitaux militaires de Russie.

(2) Dans une note de M. Lebelleguic, orthopédiste-mécanicien, on trouve que le prix de la jambe artificielle avec pied est de 80 à 150 fr., et l'entretien *annuel* de 40 à 50 fr.; le poids est de 2 kilogr. 500 gr. (voir *Gazette des hôpitaux*, 1858, p. 368).

Nous croyons que cet orthopédiste a donné probablement le tarif des hôpitaux; nous avons consulté des amputés qui, quoique dans une position de fortune assez modeste, ont été obligés de payer 200 francs pour une jambe artificielle, et encore le fabricant faisait une concession.

Dans les appareils que nous avons vus, les tuteurs en fer étaient articulés au genou.

L'amputation au lieu d'élection, fixée par Ambroise Paré et suivie par J.-L. Petit, Sabatier, Boyer, Dupuytren, et Larrey père, régnait en souveraine en Europe.

Des réformateurs hardis osèrent ne pas s'en rapporter à la parole du maître ; au XVIIe siècle, l'amputation au tiers inférieur fut pratiquée par Lowdam, 1676 ; par Van Solingen, 1684, Verduin, 1696. Cette opération eut pour champions, au XVIIIe siècle, Dionis et Bromfield (1740).

En 1776, Ravaton (1) rapporte la merveilleuse histoire d'un soldat qui fit trois campagnes après avoir été amputé au-dessus des malléoles; il est bien probable que ce n'était pas un fantassin. Maintenant nous ne voyons pas des cas aussi extraordinaires même avec nos points d'appui aux ischions.

White, Alanson, Benjamin Bell, Kennedy, Freer, Garrigue, adoptèrent cette amputation. B. Bell dit avec raison que l'amputation sus-malléolaire est plus facile est moins dangereuse que celle au lieu d'élection (2).

Soulerat (3) préconisa la bottine de Brunnighausen, qu'il avait vu employer en Allemagne.

L'impulsion était donnée; un nouveau procédé, indiqué par M. Lenoir (4), et les jambes artificielles de Mille d'Aix et de Ferdinand Martin, attirèrent l'attention des chirurgiens. Voici du reste l'opinion du savant chirurgien de la Charité : « MM. Keate, Riberi, Goyrand, d'Aix, Roux, Blandin, Serres (de Montpellier) ont pratiqué cette amputation (5). Je crois y avoir eu recours le premier à Paris, en 1835, chez un malade qui avait eu le pied écrasé. C'est, j'en suis

(1) Ouvrage publié par Sue, 1776.

(2) *Cours complet de chirurgie*, p. 222, trad. par Bosquillon ; Paris, 1796.

(3) Thèse de Strasbourg, 1814.

(4) Thèse d'agrégation, 1835.

(5) Velpeau, *Clinique chirurgicale*, t. III, p. 495 ; 1841.

persuadé, une opération à laquelle on aura plus souvent recours maintenant, si on parvient à répandre l'usage des bottines destinées à la fois à masquer la difformité et à remplir assez bien les fonctions du pied naturel.

Un chirurgien moderne, M. Broca, s'est constitué aussi le zélé défenseur de l'amputation sus-malléolaire ; il a présenté à l'appui de son opinion plusieurs malades à la Société de chirurgie, et la *Gazette des hôpitaux* en a publié les observations. Je vais me contenter d'en citer deux cas, d'après ce savant chirurgien. « Un de nos confrères, homme fort grave aujourd'hui, dit M. Broca, donna des soins, pendant son internat, à une jeune fille que M. Blandin avait soumise à l'amputation sus-malléolaire ; quelque temps après, il alla au bal masqué, où il dansa pendant toute la soirée avec cette jeune fille, sans la reconnaître et sans s'apercevoir qu'elle n'avait qu'une jambe (intacte) » (*Gazette des hôpitaux,* 1856, p. 480).

Cette même jeune fille, présentée à l'Académie par Blandin, déclara qu'elle n'éprouvait aucune souffrance dans le membre amputé et qu'elle pouvait faire 3 lieues sans se fatiguer. Elle était amputée déjà depuis plusieurs années.

Un autre opéré, présenté à la Société de chirurgie par M. Broca, est à peu près dans le même cas ; l'amputation fut pratiquée à la suite d'un coup de feu en juin 1848. J'ai vu moi-même, il y a peu de temps, cet homme chez mon ami Charrière ; il continue son travail sans fatigue et il montre même la manière dont il marche aux personnes qui désirent se faire fabriquer un appareil semblable au sien.

Maintenant que nous avons indiqué quelques cas en faveur de l'amputation sus-malléolaire en proclamant les savants chirurgiens qui la préconisent, nous devons, pour faire l'appréciation impartiale de cette opération, enregistrer les arguments d'autres praticiens, non moins célèbres, qui discutent la valeur de cette opération.

M. Malgaigne, après avoir dit que la jambe de Martin est la meilleure, ajoute que quelques amputés, après s'en être servis, en sont revenus à la jambe de bois ordinaire ; il a cité une jeune personne qui en fait usage et qui la trouve *plus lourde* et *plus pénible* à porter que la jambe de bois ordinaire. Cette jeune personne a affirmé à M. Malgaigne, qu'avec cet appareil prothétique la marche était moins assurée, et enfin que sans un motif de vanité bien concevable pour son sexe et son âge, elle préférerait la simple jambe de bois (1).

En 1842, M. Gimelle, dans la discussion du mémoire de MM. Arnal et Martin, déclare que, sur 30 ou 32 invalides qui avaient subi l'amputation sus-malléolaire, 22 avaient réclamé postérieurement l'amputation au lieu d'élection, à cause des douleurs du moignon. Pour être opéré, un d'eux déchira la cicatrice de la plaie ; enfin une jambe artificielle confectionnée par M. Martin fut essayée sur un invalide qui jusque-là s'était servi du pilon, et il ne put supporter cet *instrument de torture* (2).

MM. Hutin, Gimelle et Larrey, ont cité de nombreux exemples de douleurs persistantes du moignon. Entre autres observations, M. Larrey a rapporté les faits suivants : 1° l'observation d'un officier supérieur, qui ne put jamais supporter l'appareil de Martin ; 2° celle d'un soldat du 10e régiment d'artillerie, amputé en Crimée ; le moignon était très-douloureux et s'ulcérait facilement. 3° Enfin la double amputation d'un Arabe des tirailleurs algériens, blessé en Crimée, le 5 novembre 1854, par un biscaïen qui lui fracassa les deux pieds. Deux ulcères, que rien ne put faire cicatriser, sont causes de douleurs vives et continuelles. Le malade réclame la résection des moignons. Ce fait, ajoute M. Larrey, n'est-il pas un témoignage vivant à l'appui de l'opinion que j'ai soutenue devant la Société de chirurgie (3) ?

M. Hutin a envoyé à la Société de chirurgie une lettre (4) dans

(1) *Médecine opératoire*, 5e édition, p. 260 ; 1849.

(2) *Bulletin de l'Académie de Médecine*, t. VII, p. 127.

(3) Séance de la Société de chirurgie du 8 octobre 1856.

(4) *Gazette des hôpitaux*, 1846, p. 515.

laquelle il dit que depuis 1845, il est entré 5 malades amputés dans les malléoles ou au-dessus. L'un d'eux marche très-bien avec une bottine mécanique; mais il regrette de n'être pas amputé au-dessous du genou, à cause de la gêne que lui occasionne l'appareil. Un autre aurait voulu être réamputé, parce que son moignon s'ulcérait souvent. Les autres ont subi une nouvelle amputation pour carie du moignon.

En résumé, je crois que l'amputation sus-malléolaire est une opération bien moins dangereuse que celle au lieu d'élection. Malheureusement les inconvénients sont nombreux, sans parler des accidents consécutifs qui peuvent obliger à faire une amputation secondaire. La cicatrisation se fait assez rapidement dans la majorité des cas. Les chiffres donnés par MM. Arnal et Martin nous indiquent qu'ils ont obtenu des résultats merveilleux. Des séries semblables ne se sont pas montrées dans les services de MM. Hutin aux Invalides et H. Larrey au Val-de-Grâce. Cela prouve que cette opération n'est pas encore jugée. Quel est le chirurgien qui croira que l'on peut porter impunément une jambe artificielle de n'importe quel fabricant sans fatigue, sans douleurs? On a dit bien avant moi que cette opération n'était bonne que pour les gens riches et non pour les hommes de labeur. Quel est celui qui osera avancer que le point d'appui à l'ischion, les pressions latérales longtemps prolongées, sont anodines? La peau de leurs amputés est donc autrement faite que celle des autres mortels? A ces amputés d'élite, ne surviendrait-il jamais d'excoriations, d'eczémas aigus ou chroniques? N'ai-je pas indiqué plus haut que la jambe artificielle était intolérable pour quelques malades? Après l'amputation sus-malléolaire, il faudra recommander au malade de ne pas s'éloigner non pas d'une grande ville, mais d'une des premières villes du monde, Paris, Londres: sans cela, pas de déambulation assurée; car, à côté de la jambe artificielle, il faut un ouvrier habile pour la réparer. Ainsi, règle générale, un amputé au-dessus des malléoles doit devenir citoyen de Paris ou de Londres, etc.; sans cela, pas de marche possible pour le reste de sa vie. Le fait suivant montrera que de ma part, il n'y a pas d'exagération. Le malade dont je vais rapporter l'observation se servait d'une jambe artificielle, quoique amputé dans la masse malléolaire.

Le nommé T....., âgé de 19 ans, se trouvait à l'hôpital Saint-Louis, pour une carie des os du tarse droit, pendant l'année 1857.

La maladie avait débuté à la suite d'un coup de chaise sur le pied; tuméfaction, abcès, etc.; ce qui l'obligea à entrer à l'hôpital Saint-Louis, salle Saint-Augustin, n° 4, service de M. Malgaigne. Pendant l'absence de ce professeur, M. Richard ouvrit un abcès. Il n'y eut aucune amélioration; les os étaient dénudés, et le malade était en proie à un état nerveux inquiétant. M. Guérin, qui était alors chirurgien par intérim, se décida à l'amputation intra-malléolaire, le 5 octobre 1857. Rien de remarquable à noter; cicatrisation rapide.

Nous arrivons maintenant à l'époque où le malade, muni d'une jambe artificielle, pouvait marcher facilement. Le moignon, un an et demi après l'opération, était encore sensible au toucher, et la moindre pression était insupportable. Le point d'appui à l'ischion et les pressions latérales évitaient toute compression du moignon, qui était comme suspendu. La déambulation était aussi facile que pour les malades de M. Broca. Ce jeune homme, voyageur de commerce, eut besoin de retourner à Cadix, sa ville natale. Par un concours de circonstances trop longues à indiquer, il eut les téguments de la cuisse excoriés, et l'appareil s'était brisé. Il fut impossible de le faire réparer à 30 lieues à la ronde, et les médecins du pays croyaient à une nouvelle maladie des os, en voyant les plaies de la cuisse (1).

---

(1) Je dois une partie de ces renseignements à M. Ch. Londe, interne des hôpitaux; l'épisode du voyage d'Espagne m'a été raconté par le malade lui-même, à son retour en France.

Est-ce donc une bonne opération, celle qui ne peut se faire que dans les premières villes du monde ? Est-ce une opération classique, celle qui ne peut se pratiquer que sur des gens riches? Non, mille fois non.

Les amputations du membre inférieur doivent remplir deux conditions : 1° être le moins dangereuses possible pour les jours du malade; 2° permettre aux appareils prothétiques d'être appliqués longtemps sans être causes de douleurs intolérables pour les hommes de labeur.

L'amputation au lieu d'élection est plus dangereuse, mais le pilon est moins fatigant; l'amputation sus-malléolaire est moins dangereuse, mais l'appareil prothétique est inapplicable aux ouvriers (1). Nous voyons que ces deux opérations ne remplissent qu'une des conditions que je viens de formuler.

Le lecteur a sans doute deviné que l'amputation sous-astragalienne ne demande pas d'appareil prothétique compliqué, par conséquent aucune gêne, aucune dépense, détail important pour la population souffreteuse des grandes villes.

Les observations d'Escarbassier, fondeur, et de D..., employé subalterne d'hôpital, tous deux amputés dans l'article calcanéo-astragalien, prouveront qu'ils peuvent se livrer aux travaux les plus rudes, tandis que s'ils avaient été amputés au-dessus des malléoles, ils auraient été rangés dans la classe des *invalides*.

Il ne faut donc pas admettre que les résultats obtenus avec cette opération sont aussi merveilleux que veulent bien le dire MM. Arnal et Martin.

Cette opération n'est pas aussi anodine qu'on l'a indiquée; ainsi M. Velpeau, partisan de cette amputation, a trouvé que chez un malade la rétraction des muscles avait porté la jambe en arrière; l'ex-

---

(1) Bien entendu les ouvriers à profession non sédentaire. Je ferai remarquer que l'ouvrier de M. Charrière a une profession peu active (obs. Broca).

tension était impossible : la ténotomie pourra faire justice de cette complication. Les fusées purulentes non pas des gaînes synoviales (il n'y en a pas), mais des interstices aponévrotiques, ne sont pas rares. J'ai indiqué plus haut la carie des extrémités osseuses, les ulcères atoniques. Si l'on ampute un malade, on remarque que la cicatrisation est rapide ; on le perd de vue au sortir de l'hôpital, et l'on se dit : c'est une bonne opération ; malheureusement la cicatrice a beaucoup de tendance à se rouvrir, les os se trouvent à nu. Un malade de M. Gosselin marche cependant avec une jambe artificielle, malgré l'ulcération de la cicatrice.

Cette complication est importante à noter, quoiqu'elle n'apparaisse pas immédiatement. Je n'en finirais pas, si je voulais enregistrer tous les insuccès de la sus-malléolaire. M. Legouest rapporte avoir vu trois militaires qui avaient subi une double amputation au-dessus des malléoles ; le dernier était encore couché dans les salles du Val-de-Grâce, les deux premiers demandaient à être réamputés.

Le dernier se voit menacé du même sort que les deux autres (1). Quand on fait une double amputation au-dessus des malléoles, on fait certainement une opération moins dangereuse qu'au lieu d'élection ; mais on ne peut rien espérer de bon en appliquant des appareils prothétiques. Je crois que dans ces cas, plus communs sur les champs de bataille, il faudrait amputer à des hauteurs différentes.

Amputation intra-malléolaire (2).

Maintenant que nous avons discuté la valeur d'une des plus im-

---

(1) Legouest, *op. cit.*, p. 52.

(2) La *Médecine opératoire* de M. Sédillot, 2e édit., 1853, n'indique que trois points différents pour pratiquer l'amputation de la jambe :

1° Le lieu d'élection,

2° Au tiers inférieur,

3° Dans l'épaisseur des condyles.

Dans une prochaine édition, ce savant professeur discutera probablement la

portantes amputations du membre inférieur, nous allons dire quelques mots d'une amputation hybride qui tient à la fois et de la sus-malléolaire et de la tibio-tarsienne ; elle a les avantages et les désavantages de ces deux opérations. M. Legouest s'exprime ainsi (1856) dans sa brochure : « Nous proposons, comme opération réglée, une amputation dans les malléoles mêmes, et nous ne nous dissimulons pas qu'on ne puisse lui reprocher de faire porter la section des os dans leur partie la plus spongieuse, la moins solide, la plus disposée à s'enflammer » (1). Quant aux désavantages de l'opération, nous reconnaissons que le professeur du Val-de-Grâce a raison ; la phlébite, l'ostéite consécutive, en sont malheureusement la conséquence, si les cellules du tissu spongieux macèrent dans le pus, surtout avec le lambeau de Syme que M. Legouest propose. De plus la peau se trouve incisée sur le dos du pied ; elle se rétracte, attire l'extrémité du lambeau plantaire en avant et en haut, et je crois que le tégument qui se trouve en arrière du calcanéum recouvre les extrémités osseuses ; de sorte que l'on n'a pas du tout l'avantage de faire poser le moignon sur l'épais coussinet plantaire. Chacun sait que le tégument qui recouvre le tendon d'Achille s'excorie facilement.

Nous allons timidement demander à M. Legouest ce qu'il entend par *nouvelle amputation* en 1856.

Si nous nous en rapportons aux *Annales de Rognetta*, nous trouvons le même procédé employé, plus de dix ans avant, par Syme ; il

---

valeur de l'amputation intra-malléolaire, préconisée par MM. Al. Guérin et Legouest, en parallèle avec l'amputation au quart inférieur (Verneuil), ou plutôt la sus-malléolaire des auteurs. Je pense que l'amputation anglo-russe au milieu de la jambe ne sera jamais faite en France.

La petite observation que je viens de faire sur l'excellent traité de M. Sédillot prouve qu'à notre époque, cinq ou six ans suffisent pour qu'un ouvrage ne soit plus au courant de la science ; espérons que le savant professeur de Strasbourg nous donnera bientôt une 3e édition.

(1) Brochure citée, p. 46.

n'y aurait donc pas de nouvelle opération, puisque, chez l'adulte, Syme résèque toujours le plateau tibial. M. Legouest résume ainsi sa nouvelle opération : « Procédé de Syme pour la formation du lambeau combiné à la résection de toute la surface articulaire de la mortaise. » Nous pensons donc qu'il y a confusion de la part du savant professeur. Si nous faisions l'amputation intra-malléolaire, nous choisirions, sans hésiter, le lambeau de J. Roux, qui nous dispenserait de faire une boutonnière, comme pour l'opération par le procédé de Syme, et nous donnerait plus de sûreté pour ménager la tibiale postérieure. M. le professeur Nélaton a employé ce même procédé chez le jeune homme de Troyes, qu'il fut obligé d'amputer secondairement. M. Legouest prétend que c'était pour une récidive de carie ; il est dans l'erreur, le malade avait été amputé pour une nécrose du calcanéum.

D'après les conclusions du travail de M. Legouest, je crois qu'il veut substituer l'intra-malléolaire à la sus-malléolaire, à la tibio-tarsienne et à la sous-astragalienne. Ce chirurgien prétend avoir obtenu de bons résultats de cette opération, nous le croyons sans arrière-pensée ; mais nous dirons que les malades que nous avons vus ont été obligés de recourir à la jambe de Mille ou de Martin, que la déambulation était insupportable sur le moignon. Enfin le raccourcissement du membre est important à noter, ainsi que la petite surface de pression.

Nous nous résumons, en disant que cette opération, possible dans quelques cas, ne peut être généralisée.

Il ne nous reste plus maintenant à examiner que deux opérations : 1° la désarticulation tibio-tarsienne simple ; 2° la désarticulation tibio-tarsienne avec lambeau ostéo-plastique ou opération de Pirogoff.

Ces deux opérations sont plus rapprochées du tronc que l'amputation sous-astragalienne ; il entre donc dans notre cadre d'en examiner la valeur, c'est ce que nous allons faire maintenant.

Amputation tibio-tarsienne

L'amputation tibio-tarsienne a été indiquée par Hippocrate. Il est certain que le père de la médecine en a vu le résultat, si toutefois il ne l'a pas pratiquée lui-même. Galien en a lui-même rapporté des observations que j'ai indiquées plus haut. A propos de cette amputation, Fabrice de Hilden disait : *Expertus sum.* Quoi qu'il en soit, sa renaissance date en France de l'opération de Sédillier, maître en chirurgie à Laval. Brasdor, Rossi, la pratiquèrent. Dans ces derniers temps, Baudens, Syme, la réhabilitèrent, et elle ne fut universellement pratiquée par les chirurgiens de tous les pays que depuis la connaissance de l'excellent procédé de J. Roux, de Toulon (1).

Avant d'entrer en matière, il est nécessaire de démontrer par deux tableaux les différents procédés employés ; ensuite nous ferons le parallèle de cette opération avec la sous-astragalienne. La désarticulation par le procédé de Syme n'est réellement pas une amputation dans la contiguïté, puisque ce chirurgien enlève avec les malléoles le plateau tibial : c'est, comme je l'ai indiqué, à propos de l'amputation intra-malléolaire, une amputation dans la masse spongieuse de la jambe, et la désarticulation ne fait que précéder l'amputation dans la continuité chez l'adulte; car, chez l'enfant, Syme conserve les malléoles.

---

(1) Nous lisons à l'instant, dans la *Clinique européenne,* un article du professeur Heyfelder, de Munich. Nous trouvons dans cet article (1859, n° 23) une indication qui n'a été publiée par aucun auteur français ; c'est que Jäger a décrit sa méthode d'amputer dans l'article tibio-tarsien en 1836, dans l'ouvrage intitulé *Handwörterbuch der Chirurgie de Walther Jäger, Ramsden*, t. I, p. 362. Syme l'a décrite dix ans plus tard (*Monthly journal of med.*). Baudens a décrit sa méthode en 1839. M. le professeur Heyfelder dit qu'il a fait l'amputation tibio-tarsienne une fois par sa *propre* méthode; ne la connaissant pas, nous renvoyons le lecteur aux sources indiquées par l'auteur : *Schmid's Jahrbücher,* 1855, n° 85, p. 90, et *Deutsch Klinik*, 1854, n° 33. La correction de nos épreuves nous oblige à ne donner que ces renseignements, au lieu d'un examen critique.

Tableau indiquant les procédés qui conservent ou retranchent des parties osseuses dans l'amputation tibio-tarsienne.

Amputation totale du pied	avec conservation des malléoles, même chez l'adulte. (Mauvaise opération.)	Brasdor. Blandin.
	avec conservation des malléoles, seulement chez l'enfant.	Syme. Verneuil.
	avec résection des malléoles et du plateau tibial chez l'adulte (1).	Syme.
	avec résection des malléoles seules.	Baudens. J. Roux, les chirurgiens contemporains.
	avec conservation de la moitié postérieure du calcanéum, lambeau ostéo-plastique.	Pirogoff.

Tableau des procédés employés pour l'amputation tibio-tarsienne (2).

1° Lambeau dorsal........	1er procédé de Baudens. 1er procédé de Soupart.
2° Lambeau talonnier...	Procédé de Syme. Procédé de Pirogoff (lambeau talonnier, ostéo-plastique).
3° Lambeau latéral......	Interne et plantaire de Sédillot et du 3e de Soupart. Externe et plantaire du 4e procédé de Soupart. Interne et dorsal de Jobert.
4° Lambeau mixte......	Latéral interne, plantaire et talonnier, procédé de J. Roux; Morel, de Montdidier. Latéral externe, plantaire et talonnier, 2e procédé de Baudens.

(1) Je ne sais vraiment pas pourquoi on appelle cette opération extirpation du pied; la désarticulation précède simplement l'amputation intra-malléolaire.

(2) Nous empruntons ce tableau à l'excellente thèse de M. Barthélemy, en le modifiant légèrement pour l'amputation de Pirogoff; Montpellier, 1857.

Nous avons cru devoir insérer dans notre travail les deux tableaux précédents, car plusieurs chirurgiens considèrent encore l'amputation sous-astragalienne comme une modification de la tibio-tarsienne. Du reste, cette manière de voir est juste en ce qui regarde la confection des lambeaux, qui sont les mêmes pour les deux opérations, en conservant toutefois plus d'ampleur, lorsqu'on laisse l'astragale dans la mortaise tibio-péronière.

Le premier tableau montrera qu'en faisant la section des os ou en les conservant intacts, on a englobé sous la dénomination vicieuse de désarticulation totale du pied : 1° *l'amputation intra-malléolaire de Syme ;* 2° *l'opération mixte, contiguïté et continuité, de Baudens, J. Roux ;* 3° *enfin la vraie désarticulation, sans section osseuse, de Brasdor et Blandin.*

Conservation des malléoles chez l'adulte.

Procédés de Brasdor et de Blandin. Ces deux chirurgiens conservaient les malléoles pour des raisons différentes. Brasdor croyait qu'elles devaient s'émousser, puis disparaître. Blandin, en désarticulant le pied, disait d'avance qu'il ne voulait pas utiliser le moignon, et faisait porter à ses malades la jambe de Mille. Au point de vue des accidents consécutifs, l'opération était moins grave, l'ostéite et la phlébite étaient moins à redouter, les cellules osseuses n'étaient pas ouvertes. Nous ne nous occupons pas des lambeaux que taillaient ces chirurgiens. Le plus *saillant* de leurs procédés était spécialement les malléoles.

Les malléoles doivent-elles s'émousser? Brasdor le prétendait. Un militaire, cité par Couprie (1) et par MM. Malgaigne (2) et Velpeau (3), eut le pied emporté par un boulet pendant la campagne

(1) Thèse de Paris, 1825, n° 110.

(2) *Anatomie chirurgicale.*

(3) T. II, p. 498.

de Russie. Le chirurgien régularisa tant bien que mal la plaie, le blessé guérit, et en 1834 M. Lenoir (1) disséqua le moignon, et trouva la malléole péronière absente. Faut-il croire qu'elle s'était atrophiée ou bien que le boulet de canon, en emportant le pied, avait fracturé la malléole, comme cela arrive souvent dans les luxations du pied? Je crois cette dernière hypothèse, car la malléole tibiale aurait dû aussi s'atrophier. M. Couprie disait que ce militaire, ayant obtenu un congé, vint à Paris se faire faire une bottine si perfectionnée qu'il exerçait sa profession de menuisier, depuis douze ans, sans douleur dans le moignon et sans claudication très-apparente (2).

J'ai vu moi-même un cas d'amputation tibio-tarsienne sans résection des malléoles; le malade avait été opéré depuis un an, il était âgé d'environ 40 ans. Je ne remarquai aucun signe d'atrophie des malléoles. La déambulation était impossible. Les malléoles avaient maintenu l'épais lambeau plantaire à distance du plateau articulaire, des fongosités s'étaient formées; elles furent cautérisées au fer rouge par M. Foucher à l'hôpital Saint-Louis. On essaye, je crois, maintenant des injections d'iode. La cicatrisation n'a jamais été complète. Si les malléoles doivent s'atrophier, c'est une cruelle attente pour le malade, qui souvent préfère une amputation secondaire.

En résumé, c'est une mauvaise opération chez l'adulte et le vieillard; il n'en est pas de même chez l'enfant, comme nous allons le voir à l'instant.

Conservation des malléoles chez l'enfant (Syme, Verneuil). M. Syme fit l'amputation totale du pied pour une tumeur érectile chez un

---

(1) Thèse de concours, 1835.

(2) *Op. cit.*, p. 9.

enfant de 5 mois; ce chirurgien conserva les malléoles (1). Tous les chirurgiens en feraient autant; car les malléoles sont peu proéminentes à cet âge, et du reste le couteau les couperait facilement.

Le cas de M. Verneuil est plus intéressant. Ce chirurgien avait voulu pratiquer la sous-astragalienne, il trouva l'astragale malade et fit l'amputation tibio-tarsienne. L'enfant opéré par M. Verneuil à Sainte-Eugénie, le 22 juillet 1858, avait 10 ans (2). Je crois que l'on pourrait laisser les malléoles jusqu'à l'âge de 12 ans, plus tard il serait bon de les réséquer.

Je n'ai pas besoin de dire au lecteur que je suis l'ordre de mon premier tableau, et que je ne m'occupe que du tissu osseux dans ce chapitre. M. Syme, dans son amputation, avait employé son capuchon talonnier, et M. Verneuil son procédé, qui dérive de celui de J. Roux, de Toulon.

Résection du plateau tibial et des malléoles ou seulement de ces dernières. Rognetta nous apprend dans ses Annales la pratique de Syme, d'Édimbourg; ce dernier chirurgien enlève le plateau tibial chez l'adulte, de sorte qu'il fait une amputation de la jambe et non du pied. J'ai indiqué plus haut l'inconvénient de laisser baigner les cellules osseuses dans le pus, surtout avec le procédé de Syme. Le capuchon talonnier est tellement incommode pour l'écoulement du pus, que plusieurs chirurgiens ont fait une boutonnière pour empêcher sa stagnation. Nous ne savons pas pourquoi Syme enlève le plateau tibial. Craindrait-il, comme Héliodore, le cartilage articulaire pour la cicatrisation? Ayant trouvé Rognetta diffus en différents passages, nous faisons venir de Londres la dernière édition des *Principles of surgery* de Syme, afin d'étudier aux sources et de ne pas le critiquer en connaissant sa pratique de seconde main.

---

(1) *Annales de thérapeutique*, t. III, p. 275.

(2) *Gazette des hôpitaux*, p. 87, 1858.

Malheureusement ce livre ne nous est pas encore arrivé, ce qui nous empêche d'élucider cette question au moment où nous écrivons.

Lorsque l'on résèque seulement les malléoles, comme cela se pratique en France, on a une opération mixte, partie dans la contiguïté, partie dans la continuité. On a eu plusieurs des accidents que j'ai signalés, entre autres l'ostéite des extrémités osseuses ou la phlébite qui peuvent en être la conséquence.

Il n'entre pas dans notre cadre de discuter la valeur des différents procédés pour tailler les lambeaux ; on trouvera cet examen à propos de l'amputation sous-astragalienne. Nous dirons que le meilleur est celui de J. Roux ; malheureusement l'état des téguments ne permet pas toujours de le pratiquer.

Parallèle des amputations tibio-tarsienne et sous-astragalienne.

Dans ce qui va suivre, nous ne discuterons la valeur de ces deux opérations que lorsque l'on peut pratiquer indifféremment l'une ou l'autre, l'astragale étant sain ; si cet os était malade au moment de l'opération, il faudrait l'enlever, ou bien, si la maladie se trouvait localisée à la tête de cet os, on la retrancherait, comme l'a fait M. Baudens en 1848.

L'amputation tibio-tarsienne ne ménage pas plus les gaînes synoviales tendineuses que la sous-astragalienne; elles sont toutes coupées. Il en résulte que, sous ce rapport, les deux opérations peuvent être compliquées de fusées purulentes.

Si l'on en croit le vieil adage, qui dit qu'une opération est d'autant plus grave qu'elle se rapproche plus du tronc, nous devons préférer la sous-astragalienne, qui laisse au membre 0,03 de plus de longueur. La stagnation du pus est aussi moins à craindre en laissant l'astragale dans sa mortaise. L'avantage capital de cette opération, outre la longueur que je viens d'indiquer, est de donner au moignon, selon M. Malgaigne, une surface plus que double de celle que l'on obtient en pratiquant la tibio-tarsienne; de plus les malléoles de chaque côté ne sont pas réséquées; il n'y a pas de cellules osseuses qui macèrent dans le pus, et le renflement malléolaire est très-utile pour assujettir la bottine. Je n'en finirais pas, si je voulais indiquer tous les avantages de la sous-astragalienne. Jamais on ne doit sacrifier l'astragale quand il est sain, à moins d'avoir affaire à une tumeur fibro-plastique ou une carie *scrofuleuse* du calcanéum, lorsque la maladie s'étend jusqu'aux confins de l'astragale. Pour la carie simple, la tibio-tarsienne est tout à fait contre-indiquée.

Amputation tibio-tarsienne avec lambeau talonnier ostéo-plastique ou opération de Pirogoff.

M. Nicolas Pirogoff, chirurgien militaire russe, a modifié le procédé de Syme, d'Édimbourg, en laissant dans le capuchon talonnier la moitié postérieure du calcanéum. Si nous n'avions pas le procédé de J. Roux, bien supérieur à celui de Syme, nous dirions que le procédé de Pirogoff peut modifier avantageusement l'opération; en conservant la moitié postérieure du calcanéum, on n'a pas à en faire la dissection assez difficile; de plus cette portion d'os, remplissant le cul-de-sac talonnier, empêche la stagnation du pus.

Nous ne comprenons pas M. Bœckel, de Strasbourg, lorsqu'il dit à propos de l'amputation de M. Pirogoff : «La base de sustentation est plus petite qu'après l'opération sous-astragalienne, *mais elle est plus favorablement constituée.* La récidive de la carie est beaucoup à craindre, surtout si l'on opère pour une maladie de l'articulation tibio-tarsienne» (1). Est-ce le malade, amputé par le procédé de M. Pirogoff, qui est mort dans les salles de M. Rigaud, qui lui a suggéré cette réprobation pour notre opération? Ce malade, qui a subi l'opération russe, ne doit pourtant pas avoir influencé M. Bœckel,

(1) Thèse d'agrégation, p. 33; Strasbourg, 1857.

puisqu'il ne l'a pas vu marcher. Il a donc jugé cette opération d'après les observations russes, anglaises, allemandes et lombardes (Michaelis, de Milan). Nous lui répondrons que nous avons jugé l'amputation sous-astragalienne *de visu*.

Nous avons lu une excellente thèse d'un collègue de M. Bœckel. Dans ce travail très-bien fait (1), nous n'avons pas trouvé de raisons suffisantes pour admettre avec faveur l'amputation russe. La cicatrisation est longue, la marche difficile, souvent impossible, la soudure des os peu certaine, la nécrose du calcanéum imminente dans beaucoup de cas, la mortalité importante à noter, 5 sur 22.

Dans sa leçon du 11 février 1859, M. le professeur Nélaton fit observer à ses auditeurs qu'après cette opération, on ne fait pas marcher les malades sur la peau du talon, mais sur la peau qui se trouve en arrière du calcanéum et qui est facile à excorier.

Ce professeur fit cette opération en 1847, la satisfaction qu'il en eut ne fut pas de longue durée (2). Nous ne savons pas si l'on peut appeler progrès l'amputation de M. Pirogoff, lorsque l'astragale est sain et le calcanéum malade.

Des chirurgiens ont osé retrancher la partie cariée du calcanéum, enlever l'astragale sain. Dans ce cas, nous aimerions mieux faire l'amputation de feu Roux, c'est-à-dire scier l'astragale et le calcanéum dans leur continuité. Ce professeur pensait que cette opération détrônerait l'amputation de Chopart; les résultats n'ont pas justifié ses espérances (3): c'est une mauvaise opération, meilleure cependant que l'amputation de Pirogoff dans le cas de carie du calcanéum. Cette opération ne se pratique pas à Paris; on lui préfère à Édimbourg l'amputation tibio tarsienne. M. le professeur Syme la repousse

(1) Hermann Kestner, thèse de Strasbourg, 1857; *Amputation Syme, Pirogoff.*

(2) Leçon orale (inédite), 11 février 1859.

(3) Dict. en 15 vol., art. *Amputation.*

avec dédain, alléguant que la partie du calcanéum que l'on conserve joue le rôle de corps étranger, que sa soudure n'est pas certaine, et qu'en tous cas le membre aurait une longueur inutile (1).

Sans parler des chirurgiens allemands qui ont imité M. Pirogoff, et dont les noms sont inscrits dans la thèse de M. Kestner, nous dirons que le *Medical times and gazette* (2) nous apprend que tous les chirurgiens anglais n'ont pas pour cette opération le même éloignement que le professeur d'Édimbourg.

Depuis les noms indiqués en 1857 par M. Kestner, nous trouvons que cette opération a été pratiquée par MM. Ure à Saint-Mary's, Simon à Saint-Thomas's, Busk, Tudor et Croft, à Dreadnought, Fergusson et Portridge à King's College, et Mac-Ghee à l'infirmerie militaire de Glascow.

En résumé, le résultat incertain de cette opération, la longue cicatrisation qu'elle nécessite, la transposition de la moitié du calcanéum tantôt sur le cartilage du plateau tibial, tantôt sur le tissu spongieux du tibia que l'on a sectionné, nous feront admettre cette opération avec réserve. Nous ne savons pas si la modification de M. Gunther, qui coupe obliquement le calcanéum, remédiera à la rétraction du tendon d'Achille (3), qui quelquefois empêche la soudure osseuse. Nous dirons franchement que les complications nombreuses de cette opération ne valent pas la peine de conserver à ce prix 0,02 ou 0,03 du calcanéum. Les amputations tibio-tarsienne et sous-astragalienne sont bien supérieures, elles ont un résultat relativement plus certain. Si nous avions à subir une amputation du pied, notre choix serait pour l'une de ces deux dernières, sachant d'avance qu'il faudrait retrancher 0,06 de longueur avec la tibio-tarsienne et 0,025 à 0,03 avec la sous-astragalienne. Peut-être sommes-nous dans

---

(1) *Medical times and gazette*, t. II, p. 220; 1858.

(2) T. II, p. 220; 1858.

(3) Dietz, de Nuremberg, a été obligé de couper le tendon d'Achille.

l'erreur; l'avenir jugera la question, sur laquelle il ne nous appartient pas d'insister plus longtemps.

Quoi qu'il en soit, nous félicitons M. Pirogoff de l'ingéniosité de son procédé, il a réussi dans quelques cas; ne soyons pas trop enthousiaste et gardons-nous de dire que cette opération puisse être généralisée (1).

Amputation de Chopart. Cette amputation n'est pas encore jugée maintenant. Pratiquée avant Chopart, elle n'entra réellement dans la science, selon Boyer, que depuis l'amputation pratiquée par Chopart lui-même en 1791. M. Roux, en 1814, trouva que les chirurgiens anglais ne la connaissaient pas encore, et il fut prié de la pratiquer en présence des plus illustres de ce pays. Les campagnes de la République et de l'Empire avaient importé en Allemagne et en Italie cette opération, qui est indiquée par Textor (2) et Monteggia (3). Nous ne discuterons pas l'opinion bizarre de Blandin, qui la préférait à la tarso-métarsienne, lorsque celle-ci était formellement indiquée. Aujourd'hui personne n'osera mettre en parallèle les opérations de Lisfranc et de Chopart. L'amputation de Lisfranc donne des résultats bien supérieurs au point de vue de la déambulation; en outre les fusées purulentes, quoique possibles dans l'amputation du chirurgien de la Pitié, sont bien moins à craindre que dans la désarticulation médio-tarsienne.

Nous savons que beaucoup de chirurgiens ont eu de bons résultats à la suite de la médio-tarsienne, il nous suffira d'indiquer Bégin et M. Velpeau. Malheureusement les cas d'amputation secondaire sont nombreux, ce n'est pas immédiatement qu'une nouvelle opé-

(1) M. le Dr Kestner dit que l'opération de Pirogoff ne doit pas être pratiquée aux deux extrêmes de la vie (*op. cit.*, p. 48).

(2) *Nouveau Chiron*, journal de Textor père (en allemand).

(3) *Instituzioni chirurgiche;* Milano, 1814.

ration est nécessaire; le malade peut marcher passablement sur son moignon, un, deux, trois ans, sans éprouver de douleurs. Si l'on revoit ces malades cinq ou dix ans après l'opération, on s'aperçoit que la marche est difficile; le malade est obligé de garder le repos, il entre à l'hôpital. Le chirurgien examine le membre et remarque que le malade marche sur l'extrémité du moignon ou plutôt sur la cicatrice, qui se déchire. Le calcanéum se trouve avoir fait un mouvement de sonnette en haut et en arrière, cet os se trouve collé sur la face postérieure du tibia.

J'ai vu l'année dernière, dans le service de M. le professeur Denonvilliers, un malade âgé de 30 ans, qui avait été amputé, vingt ans auparavant, par M. Jobert de Lamballe, dans le même hôpital. Cet homme raconta à M. Foucher qu'il avait joué et marché tant bien que mal pendant huit ans. Peu à peu la déambulation devint pénible, douloureuse; la marche se faisait sur l'extrémité du moignon. Des béquilles furent nécessaires pendant douze ans. Le malade, fatigué de cet état, réclama une nouvelle amputation, qui fut pratiquée au tiers inférieur par M. Foucher (1).

Ces faits pourraient se compter, il est inutile que j'en ajoute d'autres; je me contente d'indiquer ce que j'ai vu.

Comment se fait ce mouvement du calcanéum en haut et en arrière? Jadis on en accusait uniquement le tendon d'Achille, qui se rétractait. La ténotomie a réussi, il faut donc reconnaître que cette cause existe quelquefois. Depuis Marc-Antoine Petit, qui pratiqua en 1799 la ténotomie du tendon d'Achille, on a eu plusieurs succès à noter à la suite de cette petite opération secondaire. Suivant M. Robert, ses résultats ultérieurs ont été moins heureux qu'il n'était permis de l'attendre. Je n'ai qu'à indiquer l'observation de l'infortuné Potard, à qui le tendon d'Achille fut coupé successivement par MM. Vel-

---

(1) Pour plus de détails, voy. *Gazette des hôpitaux,* 1858, p. 490.

peau, Nélaton et Robert. Depuis 1842 Potard a été perdu de vue, il s'est peut-être fait amputer, comme il le désirait avant sa troisième ténotomie.

Le tendon d'Achille a été trouvé quelquefois dans le relâchement le plus complet.

M. Stanski (1), en 1843, a remarqué, sur le moignon d'une femme qu'il fut obligé d'amputer au-dessus des malléoles, quatre ans après l'opération de Chopart, que le tendon d'Achille avait été coupé, et que la position vicieuse du moignon n'était due qu'aux tendons des muscles de la région postérieure profonde de la jambe et aux fibres postérieures des ligaments latéraux. La ténotomie ne peut être appliquée aux tendons de la couche profonde, à cause des vaisseaux et des nerfs.

Selon M. Robert, les fusées purulentes sont souvent cause de la rétraction des muscles et des tissus albuginés.

La rétraction du tissu fibreux, notée par Ribes, Sabatier et M. Verneuil (1), peut déterminer ce mouvement de bascule du talon.

Les résultats sont donc souvent défavorables après l'amputation de Chopart. M. Robert a indiqué que l'ascension du calcanéum en haut et en arrière avait lieu une fois sur trois ; il faut donc se garder de dire que c'est une bonne opération.

M. Nélaton a préféré pratiquer la sous-astragalienne (voir observation 2 de M. Nélaton) que l'amputation médio-tarsienne. Ce professeur réserve cette dernière pour les vieillards qui n'ont pas besoin de mener une vie active, enfin pour ceux qui ne sont pas obligés de se soumettre à de rudes travaux. L'amputation sous-astragalienne est donc préférable pour les enfants, les jeunes gens, et spécialement les ouvriers.

Les chirurgiens des Invalides ont toujours regardé l'amputation

---

(1) *Gazette médicale*, 1844, p. 528.

(2) Société de chirurgie, 26 octobre 1853.

de Chopart comme une mauvaise opération, lorsqu'elle est pratiquée pour des lésions traumatiques; c'est dans ces cas surtout que l'on a observé la fréquence des rétractions du moignon (1).

M. le professeur Sédillot croit que la courbure peu marquée de la voûte plantaire est une bonne condition pour la marche; nous croyons avec ce savant professeur que le surbaissement de la voûte est une des principales causes du mouvement de bascule du calcanéum. M. Legouest a une opinion tout à fait opposée; il prétend que la cambrure très-prononcée du pied est favorable, parce que le poids du corps tombe perpendiculairement sur la poulie astragalienne. Comme en Europe les amputations de Chopart sur des pieds plats ne sont pas nombreuses, cette question ne peut pas être jugée *de visu;* nous pouvons seulement inviter les chirurgiens de marine, ou ceux qui exercent dans les colonies, à noter les cas qui pourront être mis en parallèle. Nous savons que l'amputation de Chopart a de mauvais résultats en Europe; en serait-il autrement pour les nègres, qui ont, comme l'on sait, le pied peu cambré et même entièrement plat. Cette question, résolue avec des observations, sera plus profitable à la science que toutes les hypothèses qu'enfante la théorie. M. Duplouï, chirurgien de 1re classe de la marine, a noté ces faits sans les résoudre; espérons que ce chirurgien distingué continuera les recherches qu'il a si bien commencées dans sa thèse (Montpellier, 1857, n° 8).

Dernièrement M. Verneuil a dit à la Société de chirurgie « qu'il rejette l'amputation de Chopart, à cause de ses mauvais résultats dans les affections organiques des os du pied » (2).

Des hommes éminents rejettent l'amputation de Chopart : les uns pour des blessures de guerre, des lésions traumatiques; les autres, à la tête desquels se trouve le savant professeur agrégé M. Verneuil,

---

(1) Robert, *op. cit.*, p. 181.

(2) *Gazette des hôpitaux*, 1858, p. 88.

ne reconnaissent aucun avantage à l'opération de Chopart pour les affections organiques.

Cette opération paraîtrait jugée, puisqu'elle ne peut être appliquée ni pour lésions traumatiques ni pour affections organiques; il ne faudrait donc jamais l'employer. Un grand chirurgien a examiné la question sous un autre point de vue. M. Nélaton conserve l'amputation de Chopart pour les vieillards, la sous-astragalienne pour les jeunes gens. La question de l'âge des malades est importante à envisager. Est-il besoin de se préoccuper des résultats de la déambulation chez des hommes sortis de la vie active? le principal est de leur sauver la vie, en retranchant le mal; le second point est moins important pour des hommes condamnés par les ans à une vie de repos.

Nous avons fini notre examen sur les opérations que l'on pratique pour des maladies du pied. Nous avons étudié, autant que le comportait notre cadre, les amputations du membre inférieur depuis le lieu d'élection jusques et y compris l'amputation de Chopart.

En arborant le drapeau de la *chirurgie conservatrice,* nous n'aurions pas dû examiner l'amputation de Chopart, plus éloignée du tronc que la sous-astragalienne. Ayant remarqué les mauvais résultats de l'amputation médio-tarsienne, l'abandon dans lequel cette opération menace de tomber, et surtout la préférence que le chirurgien de l'hôpital de la Faculté accorde à la sous-astragalienne, nous avons cru devoir dire quelques mots sur l'amputation de Chopart. Si je me suis trompé, l'étude des malades opérés depuis longtemps pourra dissiper mon erreur. Malheureusement le hasard seul nous fait trouver ces amputés dans les hôpitaux.

Proportionnellement au grand nombre d'amputations des membres, l'amputation de Chopart figure modestement. Les amputations sus-malléolaire, intra-malléolaire, tibio-tarsienne, sous-astragalienne, cunéo-scaphoïdienne, etc., laisseront peu de cas où l'on pourra pratiquer l'amputation de Chopart. Est-ce un progrès? Nous le croyons.

De l'amputation sous-astragalienne.

Nous arrivons maintenant au point capital que nous devons traiter.

Nous rapporterons le petit nombre d'opérations pratiquées dans l'article *calcanéo-astragalien*. Cette amputation a donné des résultats merveilleux; nous n'avons aucun cas de mort à déplorer jusqu'à présent. Souhaitons pour cette opération une longue série de succès.

Dans les observations que je vais rapporter, les procédés ont été variés: tantôt on disséquait deux lambeaux, tantôt un seul. Lorsque le lambeau était unique, on avait l'avantage de ne pas mettre la cicatrice au centre du plan de sustentation. Les lambeaux latéral externe et dorsal ont été rejetés comme procédés classiques. La gangrène du lambeau dorsal a fait adopter maintenant le lambeau latéral interne, plantaire et talonnier, qui conserve dans son pédicule l'artère et le nerf tibial postérieurs et une partie des artères et nerfs plantaires qui s'étendent vers l'extrémité du lambeau. Les procédés de nécessité ne doivent pas être rejetés d'une manière absolue, dans les cas où les lésions pathologiques ne permettent pas de choisir de procédé classique.

Pour mettre le plus d'ordre possible dans notre travail, nous allons classer les observations d'après les procédés opératoires qui sont indiqués dans le tableau suivant.

Tableau des méthodes et procédés proposés ou employés pour l'amputation sous-astragalienne.

	Procédés.	*Chirurgiens.*
Méthode à deux lambeaux.	1° Lambeaux latéraux égaux...	M. de Liguerolles (procédé resté à l'état de projet).
	2° Lambeaux latéraux inégaux.	Traill, d'Arbroath.
Méthode à un seul lambeau.	1° Dorsal.......	M. Malgaigne (2e procédé); Lisfranc, M. Maisonneuve (procédé de nécessité).
	2° Latéral interne............	1er procédé de M. Malgaigne, connu sous le nom de ce chirurgien.
	3° Antéro-interne...........	M. Leroy (procédé de nécessité).
	4° Latéral interne, plantaire et talonnier..... 1re variété.	M. Verneuil (incision oblique de la plante, section du ligament interosseux par le côté externe).
	2e variété...	M. Nélaton (incision transversale de la plante). La confection du lambeau, dans ces deux variétés du procédé latéral interne, plantaire et talonnier, est basée sur le procédé de M. J. Roux, de Toulon, pour la tibio-tarsienne ; il en diffère pour la désarticulation, point capital de l'opération.
	5° Latéral externe.	Baudens (avec résection de la tête de l'astragale), étrier turc de Rognetta.
	6° Quadrilatère interne.......	Procédé de Sédillot, modifié par Isnard. (*Je propose de l'appliquer à la sous-astragalienne, en coupant seulement les fibres calcanéennes du tendon d'Achille et conservant la toile fibreuse d'expansion plantaire.*) *Il faut, bien entendu, laisser plus d'ampleur au lambeau que pour la tibio-tarsienne.*

Dans le tableau qui précède, je ne me suis pas occupé des procédés de Soupart, qui sont analogues à ceux que j'ai indiqués. Il en est de même pour le procédé de M. Morel, de Montdidier.

Dans ma division, je classe en deux parties les méthodes, à savoir : 1° la méthode à deux lambeaux, 2° celle à un seul lambeau.

Une petite observation est nécessaire pour cette seconde division. Cette méthode n'est pas, à proprement parler, à un seul lambeau. MM. Verneuil et Nélaton dessinent, par leur incision sur le dos du pied, un petit lambeau convexe qu'on ne doit pas disséquer. L'usage m'oblige à considérer ces procédés comme faisant partie de la méthode à un seul lambeau.

Méthode à deux lambeaux.

Procédé de M. de Lignerolles (lambeaux latéraux égaux). M. le professeur Velpeau a enregistré, dans sa *Médecine opératoire* (1), la possibilité de conserver l'astragale et par conséquent les malléoles. Cette modification de l'amputation tibio-tarsienne lui avait été indiquée par M. de Lignerolles, qui du reste n'a jamais pratiqué cette opération, suivant M. Velpeau (2). Cette amputation, malgré les dix lignes que lui avait consacrées M. Velpeau, est restée dans l'oubli depuis cette époque, 1839, jusqu'au mémoire de M. Malgaigne. Le procédé de M. de Lignerolles doit être rejeté, quand l'état pathologique le permet ; car, avec les deux lambeaux latéraux de ce chirurgien, la cicatrice est au milieu du plan de sustentation.

Procédé du Dr Traill, d'Arbroath. Ce procédé n'est réellement qu'une modification de celui de M. de Lignerolles. Le chirurgien écossais, ne pouvant tailler un lambeau plantaire, fut obligé d'avoir

---

(1) T. II, p. 499.

(2) Communication orale de M. Velpeau (août 1858) à la Charité.

recours à deux lambeaux *inégaux*, afin de déplacer la cicatrice du milieu de la surface de pression.

C'est le seul cas d'amputation sous-astragalienne avec deux lambeaux latéraux ; le procédé de M. de Lignerolles que décrit M. le professeur Velpeau est toujours resté à l'état de projet. La lecture de l'observation suivante doit faire supposer que le chirurgien d'Arbroath n'a pas eu connaissance de la première variété de la méthode à deux lambeaux.

OBSERVATION (1).

Amputation sous-astragalienne par la méthode à deux lambeaux ; procédé à lambeaux latéraux et inégaux ; amputation du pied sans ablation de l'astragale, par John Traill, esq., chirurgien de l'infirmerie d'Arbroath et membre de la Société médico-chirurgicale d'Édimbourg.

Mme Reid, âgée de 53 ans, femme petite, bien portante, plutôt prédisposée à l'obésité, fut admise à l'hôpital d'Arbroath, le 2 février 1853, pour une affection du pied droit.

Elle dit qu'à l'âge de 10 ans environ, elle fut gravement blessée à la partie interne de la cuisse par une machine ; la partie interne et moyenne de la cuisse, comprise entre le genou et la hanche, fut profondément déchirée. Cette blessure fut suivie d'une grande hémorrhagie, et le membre fut difficilement sauvé, après plusieurs mois à l'hôpital de Dundee ; elle reprit l'entier usage du membre, mais sans sensibilité parfaite dans tous les points au-dessous de la plaie.

Il y a dix-sept ans environ, pendant sa grossesse, des pustules (*blisters*) commencèrent à se former vers la racine des orteils, et semblèrent avoir été suivies d'ulcérations.

Les ulcères se refermèrent avec difficulté, et à leur cicatrisation on trouva les orteils adhérents et tellement contractés que leurs extrémités unguéales sont à présent fermement attachées à la face plantaire, et le tout recouvert par une cicatrice unique ; les seuls signes des espaces interdigitaux ne se voient qu'à la face dorsale.

---

(1) *The Edinburgh medical and surgical journal*, vol. eighty-two, 1855, case book VIII, p. 21.

Il y a cinq ans environ, elle commença à éprouver une grande douleur au talon; à sa suite, survint un abcès d'où s'écoula une grande quantité de matière sanieuse. Cette ouverture se ferma deux ans après, pour se rouvrir bientôt et rester béante.

Il y a maintenant un ulcère humide, grand et profond, au centre de la face inférieure du talon, au milieu duquel on sent le *calcanéum*, qui est nu et carié. Au-dessous de la partie interne du cou-de-pied, il y a deux ouvertures fistuleuses qui communiquent avec l'ulcère au-dessous du talon; à travers ces fistules, on sent également l'os carié. Le mouvement de l'articulation tibio-tarsienne est intact, et la carie semble bornée au calcanéum. Tout le membre au-dessous du cou-de-pied est privé de sensibilité, mais au-dessus la sensibilité et très-légèrement diminuée.

Je suppose que la lacération de la cuisse a atteint les vaisseaux et nerfs fémoraux, et que leur insuffisance d'action qui en fut la conséquence a été la cause de l'état morbide du pied. Si la partie antérieure du pied eût été saine, *j'aurais penché à enlever le calcanéum seul* (1); mais le défaut d'action nerveuse de ces parties me fit craindre que la gangrène (*sloughing*) (2) ne suivît l'opération.

Comme évidemment il n'y avait rien de scrofuleux dans la constitution, et par conséquent aucun motif de craindre une translation de la maladie aux os sains, je crus que c'était une occasion favorable d'amputation du cou-de-pied sans ablation de l'astragale, opération dont j'avais dernièrement vu deux cas par M. F. Simon (3), et qui me semblaient *devoir, dans des circonstances favorables, être préférables à l'opération du professeur Syme.*

Opération. Le 4 février, je fis l'amputation. Vu la grande perte de substance par suite de l'ulcération au centre du talon, je fus forcé de faire deux lambeaux latéraux, l'un plus grand que l'autre, de manière à déplacer la cicatrice de la ligne centrale du moignon. *Je n'eus pas de difficulté à désarticuler le calcanéum et*

---

(1) Voir le passage dans lequel je traite de l'extraction du calcanéum.

(2) Le radical *slough*, substantif, traduit par *bourbier, fondrière, eschare d'une plaie ;* et *sloughy*, adjectif, *bourbeux*, sont les seuls mots que l'on trouve dans l'abrégé de Boyer par Hamonière, 1835; c'est le seul livre actuellement à ma disposition.

(3) Il est probable que les deux cas de M. F. Simon n'ont pas été insérés dans les journaux de l'Angleterre ou de l'Écosse ; je n'ai pu les y trouver. Le résultat a été favorable; cela nous suffit jusqu'à plus ample informé.

le scaphoïde. La réunion des lambeaux donnait un moignon parfaitement fait, et dont la cavité était bien remplie par l'astragale.

Comme je l'espérais, la maladie était bornée au calcanéum, mais celui-ci était entièrement creux, de manière à former une simple coque.

Il y eut un peu de gangrène (*sloughing*) (1) à la partie postérieure, où les téguments avaient été affaiblis par une ulcération prolongée et minés par des fistules; mais une grande partie du milieu se réunit tout à fait, et la malade recouvra rapidement la santé.

Elle quitta l'hôpital le 18 mars, six semaines après l'opération, avec le moignon entièrement cicatrisé. Quinze jours après, quand on enleva l'appareil, je trouvai le moignon tout à fait solide et en état de supporter tout le poids du corps, de telle sorte qu'elle pouvait reprendre ses occupations ordinaires et domestiques.

Depuis que ce qui précède a été écrit, on a fait une seconde amputation au-dessous du genou (lieu d'élection), à cause de la formation de deux ulcères phagédéniques aigus (*two extensive irritable ulcers*) au-dessus du cou-de-pied, conséquence non douteuse de la faiblesse nerveuse du membre. *La cicatrice de l'amputation précédente était parfaitement saine et adhérait fortement à l'os; l'astragale lui-même était parfaitement sain. La nécessité d'une seconde opération ne prouve rien, à mon avis, contre l'opportunité de cette opération.*

Réflexions. Dans l'observation qui précède, on remarque que le chirurgien a été obligé de prendre deux lambeaux latéraux d'inégales grandeurs, les téguments ne permettant pas de choisir un meilleur procédé. Cependant la cicatrice, placée inférieurement sous l'astragale, mais non au milieu de cet os, permettait, deux mois après l'amputation, une déambulation facile. Six semaines après l'opération, la cicatrisation était complète.

---

(1) Voir la note sur ce mot. J'emploie le mot *gangrène* en faisant des réserves, quoique le mot me paraisse juste. C'est dans ce cas surtout qu'un bon dictionnaire technique anglo-français nous serait utile.

L'amputation secondaire ne prouve rien contre cette opération, car la cicatrice et l'astragale étaient sains. La cause morbide (oblitération artérielle, déchirement des nerfs, ou peut-être infection syphilitique) n'a pas permis à la malade d'utiliser son moignon le reste de sa vie; *two extensive irritable ulcers* l'en empêchèrent en envahissant la jambe. Dans ce cas, les amputations sus-malléolaire, intra-malléolaire et tibio-tarsienne, auraient été suivies également de *réamputation*. L'amputation sous-astragalienne du Dr Traill, d'Arbroath, est donc intéresante; elle nous montre que cette opération est pratiquée dans la Grande-Bretagne par quelques chirurgiens, et entre autre autres MM. Simon et Traill; ce dernier dit qu'on doit la préférer à celle de Syme. Les auteurs classiques de ce pays sont peu explicites sur les amputations partielles du pied. Quant à l'amputation de Syme (que Baudens me pardonne, je parle de l'Angleterre) (1), elle est souvent préférée pour toutes les maladies organiques et lésions traumatiques du pied. M. Syme, qui a tant fait pour l'amputation tibio-tarsienne, rejette l'amputation sous-astragalienne; je le trouve bien exclusif. Liston traite un peu cavalièrement les amputations du pied; d'autres chirurgiens anglais préfèrent l'extirpation du calcanéum : parmi eux on compte Greenhow, Hancock, etc. L'illustre Fergusson décrit principalement l'amputation de Hey, de Chopart et de Syme. Du reste le traité de Liston, de la bibliothèque impériale, et celui de Fergusson, qui fait partie de la bibliothèque de la Faculté de Médecine, sont antérieurs aux premières amputations sous-astragaliennes.

Espérons que l'impartialité des auteurs anglais admettra cette opération comme classique, et que les praticiens de cette nation suivront la route tracée par MM. Simon et Traill, à l'exclusion de l'amputa-

---

(1) On sait que Baudens réclama la priorité pour l'amputation tibio-tarsienne; elle a été faite bien avant Syme et Baudens.

tion du professeur d'Édimbourg, bien entendu lorsque l'intégrité de l'astragale le permettra.

Cette amputation à deux lambeaux latéraux a été faite par une procédé analogue à celui que propose M. Malgaigne pour l'amputation tibio-tarsienne (1), et à celui proposé par M. de Lignerolles pour la sous-astragalienne (2), seulement avec les lambeaux inégaux.

Méthode à un seul lambeau.

Procédé à lambeau dorsal (*procédé de nécessité*). L'amputation sous-astragalienne a été pratiquée en France pour la première fois par M. Malgaigne, en 1845. Ce chirurgien n'a pas pu employer son lambeau latéral interne, qu'il appelait à cette époque *procédé normal*: l'état pathologique des parties molles l'obligea à tailler un lambeau dorsal. Lisfranc a proposé, en 1846, un procédé *à lambeau dorsal* dans sa Médecine opératoire; il n'a jamais eu occasion de pratiquer cette opération sur le vivant. M. Maisonneuve, en 1849, a utilisé la peau du dos du pied dans un cas où il était impossible de faire un lambeau plantaire.

Dans les observations de MM. Malgaigne et Maisonneuve, malgré les procédés défectueux, on a eu des résultats aussi heureux que possible. La lecture de ces deux observations démontrera l'inconvénient du lambeau dorsal.

Dans le premier cas, il y eut gangrène du lambeau;

Dans le second, le lambeau était un peu court.

Procédé de Lisfranc. Lisfranc, qui n'a jamais pratiqué l'amputation sous-astragalienne, a proposé le procédé suivant dans son *Précis de médecine opératoire*, 1846, t. II, p. 355.

---

(1) *Médecine opératoire*, 1re édit.

(2) Velpeau, *Médecine opératoire*.

Je ferais partir de l'extrémité inférieure et postérieure du tendon d'Achille deux incisions, dont l'une longerait le bord interne du pied, et l'autre le côté externe du membre ; en les terminant et en les réunissant sur la face dorsale, à 1 centimètre 5 millimètres (environ un demi-pouce) en arrière des orteils, je les rendrais demi-circulaires ; je disséquerais ensuite le lambeau, en rasant les os en avant, en arrière et sur les côtés, jusqu'au delà de l'article que je voudrais attaquer ; ce lambeau serait maintenu relevé par un aide. J'aurais reconnu préalablement la face interne de la jointure astragalo-scaphoïdienne ; j'aurais trouvé l'interstice osseux situé contre la face externe de la tête de l'astragale, d'après les principes indiqués à l'occasion de l'amputation de Chopart. La jambe reposant perpendiculairement sur le pied, il serait facile de constater le siége de la partie antérieure et externe de l'articulation calcanéo-astragalienne ; elle est placée à 2 millimètres environ au devant de cette tubérosité osseuse, et à 1 centimètre environ au-dessous d'elle.

La jambe conservant la position que nous venons de lui donner, la face postérieure de l'article astragalo-calcanéen est à 1 centimètre 5 millimètres environ derrière la jointure tibio-tarsienne.

Je traverserais d'abord de dedans en dehors l'articulation scaphoïdo-astragalienne, pour diviser ensuite, dans la plus grande étendue possible, le ligament astragalo-scaphoïdo-calcanéo-cuboïdien ; *un fort bistouri longerait le côté externe de la tête de l'astragale; l'instrument suivrait d'ailleurs le grand diamètre de l'espace interosseux* (1).

Pour couper les tendons qui glissent sur le côté externe de l'article, les ligaments latéraux qui s'attachent au calcanéum, et la moitié des postérieurs qui s'implantent sur ce dernier os, pour diviser la capsule articulaire, entr'ouvrir la face externe de la jointure et la

(1) M. Verneuil, en 1852, a principalement insisté sur cette manière d'attaquer le ligament interosseux.

moitié correspondante de sa région postérieure, le bistouri passerait sous la malléole péronière, qu'il contournerait ; il en serait de même pour le côté interne, le bistouri contournerait la malléole interne comme pour l'extirpation de l'astragale, puis ensuite on ferait marcher le bistouri d'arrière en avant dans l'articulation astragalo-calcanéenne. On couperait la capsule articulaire, et si les os adhéraient encore entre eux, leur écartement permettrait facilement de les couper, surtout d'avant en arrière.

Lisfranc trouve que cette opération est préférable à la tibio-tarsienne, parce qu'en laissant l'astragale, on ne permet pas aux malléoles de reposer sur la chaussure.

Ce savant chirurgien émet des doutes sur les résultats de la marche, il craint que les inégalités de l'astragale ne fatiguent la peau. Il avait raison pour la peau de son lambeau dorsal, mais l'observation nous a montré que le lambeau épais de la plante était à l'abri de cet inconvénient. La jeune amputée de M. Maisonneuve marche cependant parfaitement avec son lambeau dorsal, et l'amputation est faite depuis plusieurs années.

OBSERVATION Ire (1).

(Hôpital Saint-Louis. — M. Malgaigne.)

Carie du calcanéum; amputation sous-astragalienne, avec un lambeau dorsal; gangrène du lambeau, cicatrice de toutes pièces, marche satisfaisante.

Mme M....., âgée de 42 ans, entra dans mon service, à Saint-Louis, le 23 septembre 1845. D'une constitution lymphatique et chétive, elle s'était aperçue, il y a près de trois ans, que sa jambe droite devenait rouge et gonflée lorsqu'elle était en repos, soit debout, soit couchée; le gonflement disparaissait par l'exercice, mais non la rougeur; il y avait en même temps de l'engourdissement et des fourmillements dans le pied; tous ces phénomènes aboutirent, après une année, à un abcès qui s'ouvrit spontanément près de la malléole externe, et fut deux

(1) *Journal de chirurgie* de M. Malgaigne, t. IV, p. 100; 1846.

ou trois mois à se cicatriser. Trois mois plus tard, en 1845, la rougeur reparut vers le talon avec de la douleur; il en résulta un nouvel abcès, qui s'ouvrit vers la fin d'août et dégénéra en ulcère fistuleux. Les mouvements du pied étaient tous conservés, mais ils éveillaient une douleur vive vers le talon, d'une part, et le scaphoïde, de l'autre. et la marche était devenue d'abord pénible, puis tout à fait impossible. Ce fut dans cet état qu'elle entra à l'hôpital.

Sauf un ulcère fistuleux ouvert à la partie externe du calcanéum et une couleur plombée des téguments à l'entour, le pied ne présentait pas d'altération sensible, à peine même y avait-il un peu de gonflement; un stylet arrivait en droite ligne sur l'os, qui paraissait rugueux et ramolli. En conséquence j'agrandis l'ouverture fistuleuse par une double incision en avant et en arrière, j'enlevai avec la gouge toute la partie de l'os qui me parut altérée, et je pansai avec de la charpie et des cataplasmes.

L'os, ainsi creusé, parut d'abord prendre une couleur rosée, et la plaie extérieure se couvrit de bourgeons de bonne nature; mais, moins de quinze jours après l'opération, le pus devint plus abondant et de mauvaise qualité, la plaie prit un aspect blafard, et dans le fond la surface osseuse paraissait grise et humide. J'agrandis la plaie derechef par une incision cruciale, j'enlevai la partie grisâtre de l'os, et même une certaine épaisseur de parties évidemment rouges et vivantes; mais, au bout de quelques jours, la même teinte grise reparut, et nous obligea à songer à une nouvelle opération. Fallait-il encore une fois tenter l'ablation des parties cariées ou recourir au moyen plus expéditif de l'amputation? J'hésitais entre ces deux partis, quand un nouvel accident dissipa tous mes doutes : un abcès se forma sur la face interne du calcanéum, je l'ouvris, et je trouvai au fond l'os grisâtre et mortifié comme de l'autre côté. Le calcanéum était donc carié de part en part : l'excision n'offrait plus de chances suffisantes; bien plus, il y avait à se demander si l'articulation calcanéo-astragalienne n'était point atteinte. Je fis préparer l'appareil nécessaire pour pratiquer, au besoin, l'amputation tibio-tarsienne; mais je résolus de tenter d'abord la désarticulation sous-astragalienne. L'opération fut faite le 5 décembre 1845.

La malade couchée sur le dos, la plante du pied embrassée de ma main gauche, je portai le couteau horizontalement au-dessus du calcanéum en arrière, et, rasant l'os le plus près possible, je coupai la peau, le tendon d'Achille, et tous les autres tissus, jusqu'à la partie la plus postérieure de l'astragale; puis, ramenant le couteau en dedans et en avant, je conduisis l'incision à 1 centimètre au-dessous de la malléole tibiale, puis le long du bord interne du pied jusqu'à la base des orteils. Revenant alors au côté externe, je repris l'incision près du talon; je longeai de même le côté externe du pied, pour regagner enfin le côté interne par une section transversale à convexité antérieure. Le lambeau fut enlevé avec soin, en rasant les os le plus près possible et prenant à tâche de conserver l'artère pédieuse ; la tête de l'astragale mise à nu, je divisai largement l'articulation médio-tarsienne, je poursuivis en dedans la section des ligaments calcanéo-astragaliens, j'attaquai le ligament interosseux comme il a été dit et avec une facilité qui m'étonna moi-même; enfin, la désarticulation complétée, il s'agit de renouer le lambeau sur le moignon.

Je vis alors avec quelque désappointement qu'il était un peu court et un peu large tout à la fois. Pour l'amener en contact avec les téguments postérieurs, la saillie postérieure de l'astragale était un obstacle; je l'excisai, et je réunis les téguments par des points de suture en arrière, non sans quelque tiraillement; sur les côtés au contraire, le lambeau formait des plicatures si prononcées, que je crus nécessaire d'y opérer quelque retranchement. Toute la surface du moignon fut ainsi recouverte, les points de suture soutenus par des bandelettes agglutinatives, et la malade reportée sur son lit. L'opération n'avait été ni longue ni bien douloureuse.

Les deux premiers jours, tout parut aller à merveille ; mais, le troisième, l'extrémité du lambeau était mortifiée. Je me hâtai d'enlever tous les points de suture, ce fut en vain, et, les jours suivants, j'eus la douleur de voir la gangrène emporter la presque totalité de mon lambeau. C'était un accident des plus fâcheux ; cependant je me résolus à attendre ce que ferait la nature pour réparer cette perte. Cette attente ne fut pas trompée. Bientôt, en effet, de tous les côtés, des bourgeons charnus de bonne apparence s'élevèrent des chairs coupées, et commencèrent à attirer en bas les téguments ; les os eux-mêmes s'en recouvrirent, et il n'y eut qu'une exfoliation insensible de leurs surfaces. En définitive, la cicatrisation était complète vers la fin de février, tendre encore, mais d'un aspect favorable.

J'avais commandé une bottine, qui se fit assez longtemps attendre ; mais, du reste, ces retards avaient l'avantage de permettre à la cicatrice de se consolider. Cette bottine, que la malade porte encore, était un brodequin lacé par-devant, dont l'avant-pied était rempli par un morceau de liége, et le reste occupé par un coussin mollement rembourré qui tapissait le fond du brodequin, et se relevait en avant pour préserver les surfaces inférieure et antérieure du moignon. Le premier inconvénient que signala la malade, c'est que le talon n'était pas assez élevé, et que le raccourcissement de la jambe causait une claudication considérable. Je fis donc élever le talon d'un centimètre, et ajouter de même à la partie *inférieure* (1) de la semelle une épaisseur de cuir d'un centimètre environ, allant

(1) Je crois devoir ici substituer le mot *inférieure* à *antérieure* du journal de

en diminuant vers la pointe. Puis le liége intérieur n'était pas suffisamment excavé pour loger la tête de l'astragale, et, au bout de deux jours, la pression avait excorié la cicatrice. Mais, ce qui était plus pénible que tout le reste, la bottine, trop étroite, pressait douloureusement sur les malléoles, bien que recouvertes de téguments naturels. Ces petits défauts furent facilement corrigés, et, la cicatrice reformée, nous tentâmes de nouveaux essais de marche.

La malade se plaignit alors que le poids du corps portait trop en avant sur la tête de l'astragale, qui descend en effet plus bas que le reste de l'os. Je lui fis faire un petit coussin ouaté pour mettre sous la portion postérieure de l'astragale et égaliser la pression, ce qui réussit à merveille. Bientôt même nous pûmes nous apercevoir que ces petites gênes dépendaient pour beaucoup de la nouveauté des essais; car, à mesure que la malade s'accoutumait à sa bottine, elle en accusait moins, et elle finit même par rejeter le petit coussinet qu'elle avait d'abord jugé nécessaire.

Je la gardai le plus longtemps que je pus; mais, se sentant ferme sur sa jambe, elle insista pour avoir sa sortie, qui lui fut accordée le 14 avril.

Voici dans quel état se trouvaient les choses:

Le moignon présente, en avant et au centre, la saillie arrondie de la tête astragalienne, qui paraît encore légèrement mobile sur le tibia, et qui rejoint en dedans, par une surface égale et polie, la malléole tibiale. Cette malléole descend moins bas que l'astragale, et n'a donc à supporter aucune pression verticale; au contraire, la malléole péronière forme en bas et en arrière une saillie assez aiguë, qui descend moins bas encore que la tête de l'astragale, mais un peu plus que la surface postérieure du même os. La surface du moignon est donc un peu oblique en bas et en avant, et de plus, en arrière, elle présente une légère concavité d'un côté à l'autre, entre la saillie interne de l'astragale et la pointe de la malléole externe. Cette concavité, résultant de la conformation naturelle de l'os, eût été comblée par le lambeau, mais elle n'a pu l'être par la cicatrice directe. Le tendon d'Achille s'est retiré en arrière, à 1 ou 2 centimètres au-dessus du moignon, il paraît adhérent à la peau, et les muscles du mollet se contractent librement dans la flexion du genou. La cicatrice de formation nouvelle, d'arrière en avant, ne mesure pas moins de 8 centimètres; d'un côté à l'autre, elle varie de 3 à 4 centimètres.

M. Malgaigne. L'erreur commise, en imprimant le texte, rend la phrase incompréhensible. M. Robert, dans sa thèse, a répété la phrase sans changement. Je trouve à l'instant que M. Bourdette, dans sa thèse, a remplacé le mot *antérieure* par *intérieure*. Ce changement est analogue au mien.

La malade recouvre son moignon d'abord d'une compresse ordinaire, puis d'une espèce de bas de flanelle, puis d'un autre bas de peau d'agneau, la laine en dedans, et met par-dessus tout son bas ordinaire; la bottine ne la blesse nulle part. Elle se servait encore d'un béquillon le matin même de sa sortie; je l'ai fait marcher sans béquillon, et elle s'en est fort bien acquittée. J'ai même essayé de la faire courir; mais ici nous avons rencontré une difficulté inopinée : c'est que le brodequin, ayant les tiges molles, n'assujettit pas assez fortement le moignon sur la semelle et l'avant-pied, qui sont inflexibles, et dans la course, le bas du brodequin plie sur le haut, ce qui occasionne un ballottement désagréable. Il faudra donc, à l'avenir, donner plus de solidité à la partie supérieure du brodequin, et lui ôter cette flexibilité inutile et nuisible.

Je n'ajouterai qu'un mot comme résumé de cette observation. La seule crainte que j'eusse en amputant sous l'astragale, c'était que le lambeau réservé pour recouvrir le moignon ne souffrît trop de la pression déterminée par le poids du corps, et je le craignais surtout pour un lambeau pris aux minces téguments du dos du pied; mais, si mince qu'il fût, ce lambeau même nous a été ravi, et la malade marche cependant avec assurance sur une cicatrice directe. Le résultat, précisément parce qu'il a été en un sens moins favorable, a une bien plus grande portée pour lever l'objection principale qu'on aurait pu diriger contre l'opération.

Réflexions. Cette première observation d'amputation sous-astragalienne est intéressante à plus d'un titre. Le résultat a été aussi heureux que possible, malgré la gangrène du lambeau. M. Malgaigne a fait, malgré lui, cette opération avec un lambeau dorsal. L'état des téguments au côté interne du pied ne permettait pas à ce chirurgien d'utiliser son procédé de lambeau latéral interne, qui conserve l'artère tibiale postérieure. Dans le lambeau dorsal, proposé aussi par Lisfranc (1), on a, il est vrai, l'artère pédieuse moins volumineuse que la tibiale postérieure; de plus le lambeau n'a pas l'épaisseur de celui formé par la peau du talon. Baudens a pratiqué l'amputation tibio-tarsienne avec un lambeau dorsal, et il a eu aussi

---

(1) *Médecine opérat.*, t. II, p. 355; 1846. On voit que l'amputation de M. Malgaigne a précédé d'un an l'ouvrage de Lisfranc.

à déplorer la mortification du lambeau, et il n'a pas eu le bonheur, après cet accident, de voir marcher son malade.

Mme Manne a pu marcher avec sa cicatrice de toutes pièces, et cette observation, jointe à celles de Lisfranc et d'autres, confirme l'opinion du chirurgien de la Pitié, qui disait, à propos des règles générales des désarticulations (1) : *Doit-on opérer, quand on ne peut faire aucun lambeau? L'expérience s'est prononcée pour l'affirmative. J'en ai cité des exemples dans mon mémoire sur les amputations partielles du pied* (2).

L'opinion d'un si savant chirurgien suffit pour ne pas décourager l'opérateur devant des accidents redoutables, ou bien lorsque la lésion traumatique a envahi la section d'un membre jusqu'à un article, et qu'un seul coup de bistouri suffit pour séparer le mort du vif, selon la méthode antique. De nos jours, les chirurgiens qui amputent par les caustiques n'ont certainement pas à espérer un lambeau, ni même une longueur de muscles et de peau suffisante pour recouvrir l'os. Selon eux, il vaut mieux préserver de l'infection purulente et avoir un moignon conique. Je n'admets pas cet abandon du couteau pour des résultats qui sont encore hypothétiques et les chances aléatoires.

Revenons à notre observation. Mme Manne a été opérée le 5 décembre 1845, la cicatrisation était terminée à la fin de février 1846. La marche suivit de près la cicatrisation de la plaie. Une simple bottine à talon élevé, et ornée d'un pseudo-avant-pied, suppléait au calcanéum et au reste du pied. De cette manière, pas de difformité apparente; le talon, de nouveau élevé d'un centimètre, fit dis-

(1) *Clinique chirurgicale de la Pitié*, t. I, p. 492, et *Revue médicale* de 1827.

(2) M. Malgaigne (*Anatomie chirurgicale*, 2e édit., t. II, p. 861; 1859) appelle cela un péché de jeunesse qu'il ne pardonne pas à Lisfranc; ce professeur éminent ne se rappelait peut-être pas son opération sous-astragalienne. Tout en proscrivant avec raison la doctrine de Lisfranc, M. Malgaigne a apporté une pièce à l'appui.

paraître une claudication qui avait eu lieu dans les premiers temps.

Il est bizarre que cette amputation sous-astragalienne, faite avec un procédé défectueux, ait cependant si bien réussi qu'elle a engagé d'autres chirurgiens à tenter cette opération, une des plus remarquables de la chirurgie conservatrice du pied.

OBSERVATION II.

(Hôpital Cochin. — M. Maisonneuve) (1).

Au n° 6 de la salle Saint-Jacques, à l'hôpital Cochin, est couchée une jeune fille qui, depuis l'âge de 2 ans, était affectée d'une carie des os du pied gauche. La maladie avait envahi d'abord les os de la première rangée du tarse, et s'était successivement étendue jusqu'au calcanéum ; il en était résulté une destruction complète des os cunéiformes du cuboïde. Le pied, raccourci dans sa longueur, était en outre tourné sur son bord externe, comme dans le pied bot varus au troisième degré ; enfin plusieurs trajets fistuleux, ouverts sur le bord externe du pied, ainsi qu'à la partie externe et à la partie postérieure, fournissaient incessamment une suppuration abondante. A l'aide d'un stylet, on pouvait, en pénétrant dans les fistules, arriver jusqu'aux os malades, et reconnaître que le calcanéum était envahi dans une portion notable de son étendue, mais que l'astragale était positivement intact, ainsi que l'articulation tibio-tarsienne.

Après plusieurs tentatives de redressement sans résultat, et qui même aggravèrent les douleurs, M. Maisonneuve proposa l'opération, ayant seulement à choisir entre l'amputation de la jambe et la désarticulation calcanéo-astragalienne ; il s'arrêta à cette dernière.

Le bord externe du pied et les parties voisines du tendon d'Achille étaient criblés de fistules indurées, de sorte que le chirurgien se trouva forcé de pratiquer le lambeau sur la région dorsale.

La malade est couchée sur le dos et soumise à l'inhalation du chloroforme. Un aide, placé au côté gauche, tient entre les mains le bas de la jambe ; le chirurgien saisit le pied de la main gauche, et, de la main droite armée d'un fort bistouri convexe, il incise d'abord transversalement la peau à la partie postérieure du talon ; puis, ramenant l'instrument en avant et en dehors, il continue

(1) *Gazette des hôpitaux*, 1849.

l'incision en passant à 2 centimètres au-dessous de la malléole externe, tout le long du bord externe du pied, à la base des orteils, tout le long du bord interne, en empiétant un peu sur la plante, et revient au point de départ, derrière le talon. Par une dissection très-exacte, M. Maisonneuve sépare ensuite le lambeau des parties osseuses, en ayant surtout soin de ménager l'artère pédieuse dans l'épaisseur du lambeau. Aussitôt cette dissection achevée, M. Maisonneuve ouvre d'un seul trait l'articulation scaphoïdo-astragalienne, pénètre immédiatement, avec la pointe du bistouri, dans l'excavation astragalo-calcanéenne, incise le ligament puissant qui maintient toute l'articulation, continue l'incision en divisant les fibres terminales du ligament latéral externe; puis, imprimant au pied un mouvement de torsion sur son axe, il ouvre l'articulation calcanéo-astragalienne par la partie externe. Il ne reste plus alors qu'à diviser en quelques coups de bistouri les rares tissus qui tiennent encore en avant et en arrière, et à terminer la séparation du pied en coupant les parties molles de la région interne.

Trois ligatures furent nécessaires; le lambeau, trop court pour être replié d'avant en arrière, recouvrait facilement les surfaces osseuses en lui donnant une inclinaison oblique d'arrière en avant et de dehors en dedans. Il fut maintenu dans cette position par quatre points de suture et par des bandelettes agglutinatives.

Quinze jours se sont écoulés depuis l'opération; les fils sont tombés, la suppuration est presque tarie, et la cicatrice est parfaitement régulière; aucun point du lambeau n'a été un seul instant menacé de gangrène.

Depuis cette époque, la malade est restée à l'hôpital, où elle présente l'état suivant. La santé générale est bonne, l'embonpoint assez marqué; la malade se trouve bien, elle dit ne plus éprouver d'autre douleur que celle qui est réveillée par la pression de la partie antérieure de son moignon. Cependant la cicatrice, d'une date assez ancienne, offrant quelques froncements irréguliers dans sa partie moyenne, est solide, parfaitement organisée dans toute son étendue; légèrement courbe, elle se dirige obliquement de l'extrémité antérieure de la malléole externe, en arrière du bord postérieur de la malléole interne, et traverse ainsi, comme une diagonale, le plan de sustentation formé par le moignon. Celui-ci, un peu oblique en bas et en avant, présente au centre et en avant une saillie marquée, formée par la tête de l'astragale; c'est en ce point que la pression fait souffrir la malade. La tête de l'astragale descend plus bas que les deux malléoles, dont les bords se dessinent assez bien de chaque côté. En arrière au contraire, cet os s'enfonce entre les deux mortaises articulaires; il en résulte que le moignon offre une légère concavité transversale et une obliquité assez marquée dans le sens antéro-postérieur. Le tendon d'Achille rétracté ne forme plus sa saillie habituelle.

Cependant la malade peut s'appuyer sur le moignon, elle peut même marcher sans aucun soutien et sans aucun autre moyen prothétique qu'une bottine lacée analogue à celle que M. Malgaigne a décrite. Lorsqu'elle marche, elle éprouve une difficulté très-grande à soulever le pied, qui s'avance par un mouvement de glissement; mais, lorsqu'elle s'aide d'une simple canne, elle peut faire le tour de la salle assez rapidement, bien que toutefois elle éprouve toujours de la difficulté à soulever de terre le moignon. Quelles modifications le temps fera-t-il subir à cet état? Nous le saurons plus tard. Dans tous les cas, ce résultat est déjà fort remarquable.

Réflexions. Dans l'observation de M. Maisonneuve, l'envahissement de la maladie empêcha encore de pratiquer le procédé régulier indiqué par M. Malgaigne. Le lambeau talonnier et l'incision en raquette de M. Jules Roux n'avaient pas encore été appliqués à l'amputation sous-astragalienne ; ce fut un lambeau dorsal que disséqua M. Maisonneuve; l'artère pédieuse était encore chargée de l'alimenter.

Le lambeau dorsal de M. Malgaigne se trouvait un peu modifié dans cette opération ; M. Maisonneuve conserva un peu de la peau plantaire au côté interne du pied.

La cicatrice était très-régulière et la suppuration presque tarie quinze jours après l'opération. Ce qu'il y a de particulier, c'est que la cicatrice, qui traverse obliquement la base de sustentation, n'empêche pas la malade de se livrer à la marche.

M. Maisonneuve présenta deux fois cette malade à l'Académie de Médecine; la dernière présentation eut lieu le 11 janvier 1853, quatre ans après l'amputation.

Cette jeune fille, âgée à cette époque de 15 ans, était occupée dans une maison de commerce pour faire des courses, et elle marchait sur son moignon avec autant de facilité que si l'on eût pratiqué l'amputation de Chopart, selon M. Maisonneuve. Une bottine ordinaire, munie seulement d'un léger coussinet dans la région

13

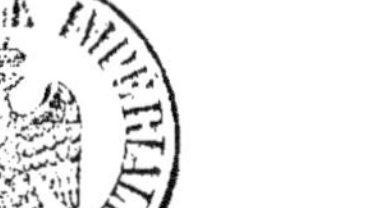

correspondante au talon, suffit pour masquer complétement la difformité (1).

Il est à regretter que M. Maisonneuve n'ait pas indiqué la modification de texture qu'a dû subir la peau de la région dorsale du pied pour ses nouvelles fonctions subastragaliennes.

Méthode à un seul lambeau.

Procédé de M. le professeur Malgaigne (lambeau latéral interne) (2). Le malade couché sur le dos, un aide relevant la peau de la jambe, un autre comprimant l'artère au pli de l'aine, le chirurgien, embrassant le pied de la main gauche, porte horizontalement le tranchant du couteau sur le tendon d'Achille, et divise d'un seul coup la peau, le tendon, et la graisse, jusqu'aux os, en rasant le plus près possible la face supérieure du calcanéum, et en appuyant le tranchant un peu plus en dehors du pied, passant à 0,01 de la malléole péronière, et remontant presque aussitôt sur le dos du pied, de manière à se tenir à 0,03 environ en avant de l'articulation médio-tarsienne. Il poursuit en divisant en travers, à ce niveau, les téguments du dos du pied, contourne le bord interne, et arrive, sans changer de direction, jusqu'à la moitié ou aux deux tiers de la largeur de la plante du pied; reportant alors le couteau à l'extrémité interne de l'incision postérieure, en arrière de la malléole interne, il le fait descendre obliquement vers la plante du pied, sous un angle d'environ 45°, et rejoint l'autre incision, en découpant ainsi un lambeau

(1) *Bulletin de l'Académie de Médecine*, séance du 11 janvier 1853, et *Moniteur des hôpitaux*, t. I, p. 48; 1853.

J'ai eu l'honneur de demander à M. Maisonneuve à quelle époque il avait fait cette opération; ce chirurgien m'a dit que c'était en 1849. J'ai par conséquent changé la date, et l'on voit que la présentation a eu lieu quatre ans, au lieu de trois ans, après l'opération. C'était une faute d'impression insérée dans le *Bulletin de l'Académie*.

(2) *Médecine opératoire*, 5e édit., p. 311, 1849, et *Journal de chirurgie*, 1846.

interne de 8 à 10 centimètres de largeur à sa base, de 4 à 6 près de son sommet, lequel doit se terminer en s'arrondissant. Il faut alors détacher le lambeau, d'abord à la plante du pied, en y comprenant toute l'épaisseur des chairs et ne laissant sur les os que les tendons les plus profonds, puis sur le côté et sur le dos du pied, jusqu'au niveau des articulations à détruire.

Le lambeau alors relevé par l'aide qui tient la jambe, le chirurgien s'assure, avec l'index et le pouce gauches, des limites latérales de l'articulation de Chopart, ouvre largement l'articulation scaphoïdo-astragalienne, en contournant la tête de l'astragale, de manière à diviser du même coup le ligament calcanéo-astragalien externe, et, en dedans, la synoviale de la petite facette du calcanéum. Il devra même encore, avant de passer outre, chercher à diviser le ligament interne et la synoviale postérieure, en s'aidant des points de repère établis plus haut, et enfin couper net les tendons qui sont appliqués sur la face interne du calcanéum, celui du fléchisseur commun des orteils, du fléchisseur propre du gros orteil, et, au besoin, celui du jambier antérieur.

Reste à détruire le *ligament interosseux*. Pour cela le chirurgien porte à plat son couteau, le tranchant en arrière, dans la petite articulation antérieure du calcanéum, enfonçant la pointe en dehors autant qu'elle peut pénétrer, et, en suivant la direction de l'articulation, porte le tranchant en arrière, en coupant tout ce qu'il rencontre. Aux premières fibres divisées, le ligament interosseux laisse écarter les deux os, et le reste n'est plus qu'un jeu pour l'opérateur.

Les artères liées, on rabat le lambeau, qui est taillé de telle sorte que la base recouvre en plein la tête de l'astragale et la malléole interne ; sa plus grande épaisseur répond à la facette postérieure de l'astragale, dont il comble ainsi la concavité ; son sommet rejoint les téguments extérieurs au-dessous de la malléole externe, et, en définitive, lorsqu'il est dûment appliqué, la ligne de réunion décrit un demi-cercle dont l'extrémité antérieure se trouve au-dessous et un peu en dehors de la tête de l'astragale, et l'autre extrémité tout à fait en arrière de la malléole interne.

Modification de M. Guérin (voir la figure 1re).

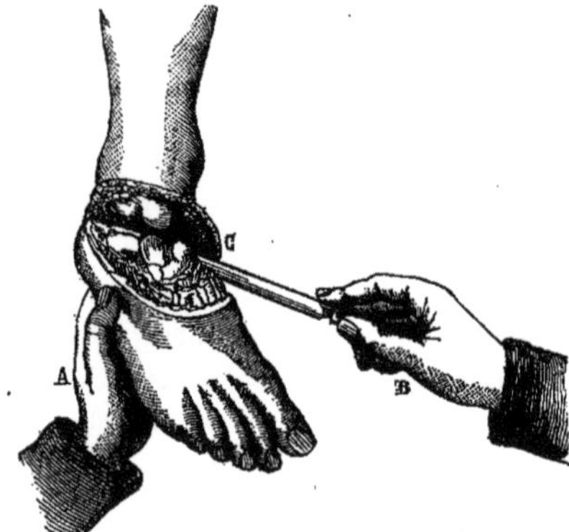

Ce chirurgien trouve plus facile, lorsque le lambeau est tracé, de désarticuler immédiatement et de détacher les chairs en passant le couteau entre elles et les os (1).

Modification de M. Legouest.

M. Legouest propose la ténotomie préalable du tendon d'Achille; je considère cette recommandation comme tout à fait inutile (2).

OBSERVATION Ire.

(Hôpital Saint-Louis. — M. Malgaigne.)

Carie du tarse; amputation sous-astragalienne faite en 1848 *sur une femme scrofuleuse; lambeau latéral interne; cicatrisation lente; déambulation d'abord pénible, puis facile* (3).

Dans cette opération, le lambeau, formé à l'aide des chairs et des téguments de

---

(1) *Chirurgie opératoire*, 2e édit., p. 169; 1858. J'emprunte la figure précédente à cet ouvrage.

(2) Brochure citée, p. 29.

(3) M. Robert, thèse de concours, p. 120, 121 (communication de M. Malgaigne).

la plante du pied, s'est maintenu en entier sans gangrène. La constitution scrófuleuse de la malade a retardé très-longtemps la cicatrisation ; celle-ci ne fut obtenue qu'après une longue attente : la malade a pu marcher sur le moignon, et n'a eu besoin, pour tout moyen prothétique, que d'une simple bottine ; la marche, pénible, gênée, dans les premiers temps, est devenue de plus en plus facile à mesure qu'on s'éloignait du moment où la cicatrisation avait eu lieu. Depuis sa sortie de l'hôpital, la malade n'a pas eu besoin de réclamer les conseils de M. Malgaigne.

Cette opération est la première que M. Malgaigne ait faite avec son procédé normal, il est fâcheux que l'on ne puisse pas donner des détails plus minutieux sur cette amputation ; la malade a été perdue de vue, au grand détriment de la méthode préconisée par M. Malgaigne.

A cette époque (1848), cette observation, plus détaillée, aurait probablement engagé les chirurgiens à ne pas préférer la tibio-tarsienne, qui était alors à la mode (*fashion*), pour me servir d'une expression du grand Fergusson.

OBSERVATION II.

(Hôpital Saint-Louis.—M. Malgaigne.)

1857.

Carie du calcanéum, amputation sous-astragalienne, lambeau latéral interne, hémorrhagie grave, cicatrisation en un mois et demi, déambulation facile trois mois et demi après l'opération, état du moignon deux ans après, fausse sensation des orteils absents.

Ap...... Ch....., actuellement âgée de 17 ans, née à Sablé (Sarthe), est une jeune fille d'une santé peu robuste; elle a les chairs molles, et pendant son enfance, elle eut des épistaxis fréquentes qui l'affaiblirent considérablement.

Les médecins qui furent appelés à cette époque eurent recours plusieurs fois au tamponnement.

Cette jeune fille est mal réglée, et l'exagération du tempérament lymphatique est tellement accusée qu'elle est sur la limite de la diathèse strumeuse.

Elle n'a jamais eu, selon son dire, d'engorgements ganglionnaires, et l'inspection ne fait pas trouver de cicatrice au cou.

Le père, ouvrier boulanger, est d'une bonne santé; la mère est atteinte d'une gastrite chronique, qui a gravement compromis sa santé par le défaut d'alimentation suffisante.

Vers la fin de 1854, un léger gonflement se montra au second orteil du pied droit, puis ensuite le gonflement se propagea au premier orteil; la déambulation ne se faisait que péniblement et avec claudication. Le médecin qu'elle consulta à cette époque lui prescrivit des ferrugineux, des toniques, etc. Des hémorrhagies nasales et des habitudes solitaires avaient considérablement affaibli cette jeune fille.

Le 15 janvier 1855, un abcès se forma au côté externe du tarse droit; trois mois après, M. Adolphe Richard enleva sept fragments d'os, tant métatarsiens que cunéiformes, pendant l'anesthésie chloroformique.

La carie avait aussi envahi le calcanéum. MM. Jarjavay et Giraldès, successivement chirurgiens par intérim de l'hôpital Saint-Louis, proposèrent l'amputation sus-malléolaire; refus de la malade. Sept nouveaux abcès apparurent successivement, et s'ouvrirent seuls en laissant des trajets fistuleux. La suppuration était peu abondante; le pus était séreux et mêlé d'un peu de sang. Quelque temps après, une hémorrhagie grave du pied survint au lever de la malade; cette hémorrhagie fut arrêtée par des applications de perchlorure de fer. Huit jours après, M. Malgaigne, reprenant son service à l'hôpital Saint-Louis, fut obligé de tamponner les fosses nasales pour une épistaxis.

L'opinion de M. Malgaigne était contraire à l'opération sus-malléolaire, proposée par MM. Jarjavay et Giraldès. Ce professeur disait qu'il fallait sacrifier aussi peu que possible, et, avant d'opérer, qu'il était nécessaire de relever les forces de la malade. — Sirop d'iodure de fer, pilules de Vallet; bordeaux, vin de quinquina, côtelettes, bifteck, etc.

Pendant que l'on temporisait, M. Giraldès ouvrit un nouvel abcès. Quelques jours après, le 20 avril 1855, sortie de l'hôpital Saint-Louis; la maladie n'était pas améliorée, et M. Malgaigne conseilla d'envoyer cette jeune fille à la campagne.

Les moyens pécuniaires ne permirent pas ce sacrifice aux parents. La marche devint pénible; enfin cette jeune fille fut obligée de se servir de béquilles jusqu'au 12 janvier 1857. Elle rentra ce jour-là à l'hôpital Saint-Louis, salle Sainte-Marthe, n° 11.

Le pied, très-tuméfié, présentait alors trois trajets fistuleux de chaque côté du pied; le pus était mêlé de sang. Les ouvertures furent maintenues béantes par des mèches de charpie, puis par des racines de gentiane, des bougies de cire. Une nouvelle fistule s'établit. — Fer, toniques, côtelettes, etc.

Cet état fut stationnaire jusqu'au commencement du mois de mars, pendant lequel survint une hémorrhagie grave dans le *lit même* de la malade.

La malade implore à plusieurs reprises M. Malgaigne pour la débarrasser de son pied. Le peu de plasticité du sang de cette jeune fille faisait hésiter M. Malgaigne ; néanmoins ce chirurgien jugea qu'il n'y avait rien de bon à espérer pour les jours de la malade en restant dans le *statu quo*, et la mort devant survenir soit par des hémorrhagies répétées, soit par l'épuisement causé par la suppuration.

L'examen attentif du pied au moyen de la sonde portée dans tous les sens fit reconnaître que l'astragale était sain, et que le calcanéum, rongé intérieurement par la carie, n'avait plus que son tissu compacte qui lui servait de coque ; ce tissu lui-même, largement perforé, laissait sortir les résidus du tissu spongieux.

Ne voulant pas faire gratuitement le sacrifice de l'astragale, M. Malgaigne, fidèle à sa devise, *conserver autant que possible*, choisit l'amputation sous-astragalienne.

La malade est transportée dans l'amphithéâtre le 9 mars 1857, à neuf heures et demie du matin. L'opération est pratiquée par M. Malgaigne, selon son procédé de lambeau latéral interne. Je n'insisterai pas sur ce procédé, dont la description se trouve indiquée dans un chapitre précédent. M. Malgaigne conserva cependant un peu plus de peau plantaire que dans son procédé indiqué en 1846.

L'opération était bien faite, le lambeau était suffisant et bien nourri, les ligatures étaient appliquées ; la malade, réveillée de son anesthésie (chloroforme), allait être reconduite à son lit, lorsque les assistants firent remarquer une hémorrhagie inquiétante à M. Malgaigne, qui se disposait à partir. On examina les ligatures, elles étaient bien placées : c'était une hémorrhagie en nappe. On appliqua des compresses d'eau froide, on maintint le membre élevé, le sang coulait toujours. M. Malgaigne recommanda à MM. Menjaud, interne, et Lintilhac, mon collègue dans le service, de veiller jour et nuit sur la malade.

On appliqua inutilement du perchlorure de fer avec des disques d'agaric, ensuite on eut recours au fer rouge : le sang coulait toujours.

M. Malgaigne fut averti, à sept heures du soir, de l'état de la malade. A bout de ressources et en attendant son arrivée, on appliqua une poudre composée d'alun et de benjoin. M. Menjaud allait se décider à faire la compression artérielle permanente au moyen du tourniquet ; la compression sur le moignon avait été faite dans la journée.

Cependant l'hémorrhagie s'arrête à dix heures du soir.

M. Malgaigne attribue la cessation de l'hémorrhagie à la poudre d'alun et de benjoin. Quant à moi, s'il m'est permis d'avoir une opinion ici, je crois que tous ces moyens réunis ont contribué à l'arrêter, et qu'il n'est pas possible de faire la part de chacun d'eux en particulier.

L'eau froide, la compression des bandes, le perchlorure de fer, l'agaric, l'alun, le benjoin, réunis à la cautérisation au fer rouge et au sang, avaient formé une espèce de bouillie ou plutôt un magma noirâtre qui servait d'enduit à la surface saignante du moignon.

La malade était exsangue, et M. Malgaigne, à la visite du lendemain, pensait qu'elle devait être morte; il fut surpris d'apprendre le contraire. L'anémie extrême nous faisait penser à la transfusion. Pendant les premiers jours, débilité extrême, pas d'appétit. — Bouillon de poulet, puis de bœuf très-concentré, gelées et extraits de viande, biftecks, côtelettes, toniques, bordeaux, kina ; de temps en temps du cresson, avec la viande.

Les forces reparaissent, ainsi que l'appétit, qui revient à l'état normal.

Pendant huit jours, le moignon resta sans pansement méthodique, une simple compresse fut jetée sur lui ; légère exfoliation de l'astragale.

Le 18 mars. Bandelettes agglutinatives ; suppuration abondante pendant quinze jours, puis diminution notable de la suppuration. Le pansement ne se faisait d'abord que tous les deux jours et partiellement. La malade se plaignit de douleurs sur le lambeau ; on enleva tout l'appareil, et l'on remplaça les bandelettes agglutinatives par d'autres plus larges et en moins grand nombre.

La pression des bandelettes sur le lambeau, qui avait augmenté de volume, était cause de ces douleurs, mais il était indispensable de maintenir le lambeau sur la plaie à la manière du couvercle d'une boîte ; sans bandelettes, il serait tombé par son propre poids et se serait cicatrisé à distance.

Quinze jours après l'opération, la cicatrisation commença au côté externe; elle marcha rapidement pendant tout le mois de mars, et, à la fin d'avril, il n'y avait plus qu'un petit point fistuleux qui disparut promptement par des cautérisations au nitrate d'argent.

Deux mois après l'opération, la malade passait la journée sur un fauteuil, ou se promenait avec des béquilles dans la salle Sainte-Marthe.

Trois mois et demi après l'opération, sans béquillon, sans transition enfin, la malade se sert de son pilon humain d'une manière aussi satisfaisante que possible.

Pas de douleurs en marchant; la jambe resta un peu œdématiée pendant quelques mois. En juillet, la malade fit 8 kilomètres à pied dans Paris sans éprouver de douleurs ; la nuit seulement, il y eut des soubresauts du membre et un peu d'agitation. Depuis cette époque, la malade marche très-bien avec des bottines défectueuses, fabriquées par des ouvriers qui n'ont aucune idée de prothèse. Ces bottines, en faisant une révolution autour de l'axe de la jambe, sont un grand inconvénient pour la marche, car le moindre obstacle dans la rue dirige l'axe du pseudo-avant-pied perpendiculairement vers la face externe de la malléole péronière. M. Malgaigne avait indiqué qu'il fallait des tiges en cuir très-fort pour maintenir la bottine dans sa rectitude. M. Charrière fils fait fabriquer, selon mes indications, une bottine armée latéralement de deux tuteurs en acier qui s'articulent avec le pseudo-avant-pied, de manière à l'empêcher de tourner autour de l'axe de la jambe.

Pour les individus peu aisés qui se livrent à de rudes travaux, je conseillerais une botte cylindrique dont la semelle a à peu près l'apparence du sabot des solipèdes ; avec cet appareil, on se dispenserait d'un avant-pied qui complique toujours l'appareil et le rend plus pesant. Cette bottine, presque cylindrique, avait été donnée à la malade par l'administration des hôpitaux ; mais la coquetterie, bien pardonnable à cette jeune fille, la fit refuser. La marche se faisait parfaitement bien, seulement la difformité n'était pas masquée. C'est un appareil semblable que M. Jules Roux a fait confectionner pour le forçat amputé dans l'article tibio-tarsien par son procédé (voir *Annales de thérapeutique* de Rognetta, 1846).

État du moignon en janvier 1859. Le moignon est aussi beau que possible, il a tout à fait l'apparence du pied de l'éléphant (1). Les mouvements de l'articulation tibio-tarsienne sont conservés ; la cicatrice, qui commence à la partie postérieure du cou-de-pied, près du tendon d'Achille, à 0,05 de la face inférieure du moignon, descend obliquement sous la malléole péronière, contourne le moignon à sa partie antérieure, pour venir se terminer à un bon travers de doigt au devant de la malléole tibiale. La cicatrice se trouve aux points déclives, à 0,015 de la surface de pression.

Le pédicule du lambeau s'étend depuis le tendon d'Achille jusqu'à un travers de doigt au devant de la malléole interne ; il aurait été plus large, si les nombreuses fistules de cette région l'avaient permis.

Chez tous les amputés que j'ai vus (hommes), toute la surface inférieure de l'astragale servait de base de sustentation ; chez cette jeune fille, la tête de l'as-

(1) Pl. I, fig. 1, 2 et 3.

tragale descend plus bas, de sorte que le quart postérieur de cet os n'appuie pas sur la bottine (1). Je dois dire que chez les autres amputés l'opération était plus ancienne. Il est à présumer que le temps modifiera la position de l'astragale (pl. I, fig. 1); du reste la marche se fait parfaitement bien et sans douleurs.

A la face inférieure du moignon, au-dessous du col de l'astragale, on voit une dépression (pl. I, fig. 3) qui n'existe pas chez les autres opérés (2). Est-ce parce que cette jeune fille a le pannicule adipeux de la plante moins épais, ou est-ce parce que le tissu fibreux ne s'est pas encore formé? Jusqu'à présent j'attribue cette différence au sexe, car cette jeune fille a la peau plus fine que les autres amputés, qui sont des ouvriers. Il est du reste probable que cette légère dépression disparaîtra par la formation de tissu fibreux.

Il y a deux ans que cette jeune fille a été amputée, elle a pris de l'embonpoint, elle n'est plus obligée de payer un tribut onéreux à la suppuration. Je lui ai prescrit de continuer à prendre des amers, du fer, de l'huile de foie de morue, pour combattre l'exagération lymphatique de son tempérament, car jusqu'à présent (janvier) elle n'a jamais été bien réglée.

Avril 1859. Je viens de revoir le moignon de cette jeune fille, la déambulation est toujours facile; la malade prétend (comme Escarbassier et Du.....) sentir de temps en temps ses orteils absents, surtout pendant l'hiver.

Cette amputée eut le malheur de tomber sur le coude, il y a un mois: le tégument se tuméfia, puis s'ulcéra. La plaie maintenant est large, de mauvais aspect; il est probable qu'il y a une maladie de l'os, une nécrose. Le doigt annulaire de la main droite est également malade.

L'observation que l'on vient de lire est d'une haute importance pratique: malgré la mauvaise constitution de la malade, malgré les accidents qui se sont montrés si redoutables, le résultat a été aussi heureux que possible.

Depuis deux ans passés, il n'y a pas eu de récidive au moignon; mais, si l'hygiène et la thérapeutique ne sont pas victorieuses, la chirurgie peut-être aura à s'occuper du membre supérieur.

---

(1) On peut obvier à cet inconvénient exceptionnel en recommandant à la malade de placer en arrière un petit coussin plus élevé.

(2) Voir les observations d'Escarbassier et de Du..... Les lacunes de l'astragale ne sont appréciables ni à la vue ni au toucher.

Méthode à un seul lambeau.

Procédé de M. Leroy, chirurgien militaire; lambeau antéro-interne.

(Observation de M. L'honneux, extrait de M. H. Larrey.)

Fracture comminutive du pied droit avec plaie par éclat de grenade; amputation sous-astragalienne, pratiquée à l'ambulance de tranchée sous Sébastopol. Suppuration des gaînes tendineuses, nécrose partielle du tibia; cicatrisation. Déambulation difficile.

M. Larrey a présenté à la Société de chirurgie (séance du 4 mars 1857 (1) un militaire qui a subi cette amputation en Crimée. Ce chirurgien résume ainsi l'observation de M. L'honneux, aide de clinique chirurgicale au Val-de-Grâce.

Le nommé D....., caporal au 3e régiment du génie, blessé devant Sébastopol, le 28 juillet 1855, par un éclat de grenade qui lui a traversé le pied droit de part en part, est transporté immédiatement à l'ambulance de tranchée. On constate une fracture multiple et comminutive des os du métatarse, avec double plaie, hémorrhagie de l'artère pédieuse, et lésion des tendons extenseurs de la jambe. Le cas d'amputation est évident. Le chef de l'ambulance, M. Leroy, jeune chirurgien habile, choisissant l'amputation subastragalienne, la pratique, quelques heures après la blessure, selon, à peu près, le procédé à lambeau interne, réuni par des points de suture.

Des accidents d'inflammation vive, puis de suppuration diffuse, se déclarent; le pus envahit les gaînes tendineuses, des abcès multiples se forment le long de la jambe, le périoste du tibia se détache dans un point, et une nécrose partielle, entraînant l'élimination d'un séquestre, provoque la formation de nouveaux abcès. La suppuration se prolonge ainsi pendant plusieurs mois, et vers le sixième enfin, la cicatrisation est définitive.

Ces accidents si graves ne se compliquent pas pourtant de pourriture d'hôpi-

(1) *Bulletin de la Société de chirurgie*, 1857, p. 351, et *Gazette des hôpitaux*, p. 123.

tal, sévissant alors aux ambulances ; et, chose notable, une seconde plaie assez profonde de l'aisselle est parvenue en peu de jours à une prompte guérison.

Le blessé avait été évacué le 17 novembre sur Constantinople, et le 4 décembre sur Montpellier. C'est alors que son état s'améliore, et que les foyers purulents se tarissent; mais un eczéma très-aigu survient à la jambe et l'envahit dans sa plus grande étendue. Les eaux d'Amélie-les-Bains, employées au mois de mai 1856, diminuent, sans la faire disparaître, cette affection secondaire, qui persiste pendant un congé de convalescence, et oblige enfin le malade à entrer au Val-de-Grâce le 3 décembre, en même temps qu'il vient réclamer une jambe artificielle.

Voici dans quel état se présente le membre à notre observation :

L'eczéma, devenu chronique, occupe toute la région antérieure de la jambe ; la peau, d'un rouge assez intense, est adhérente au tibia, sur la cicatrice des abcès, les muscles sont atrophiés, le tendon d'Achille se rétracte de plus en plus, et un raccourcissement total de 1 centimètre existe d'après une mensuration exacte.

Quant au moignon, représentant l'amputation sous-astragalienne à lambeau interne et un peu antérieur, il offre une cicatrice assez régulière, une mobilité marquée et une sorte de dépression due au tassement du pannicule graisseux qui double la peau du lambeau. Celui-ci est épais, assez étendu ; mais, par l'effort de la marche, ou même à la moindre pression sur le sol, ce lambeau, d'ailleurs mobile, est refoulé en arrière et entraîné en haut par la force musculaire.

Il en résulte une tension de la peau en avant et une saillie de l'extrémité de l'astragale tellement prononcée, que la pression soutenue provoquerait une excoriation des téguments (comme cela est déjà survenu chez cet amputé), et plus tard peut-être une dénudation de l'os, une nécrose et toutes ses conséquences. L'astragale est immobile et paraît soudé à la face inférieure du tibia par une ankylose complète.

Reste à savoir si le contact d'une bottine et la station prolongée ou la marche sans béquille permettront à ce moignon de supporter le poids du corps sans accidents ultérieurs. C'est ce que l'on doit craindre, et ce que nous pourrons apprécier plus tard seulement, lorsque l'amputé aura fait usage de la jambe artificielle commandée pour lui.

Réflexions. De toutes les amputations sous-astragaliennes que j'ai relatées, il n'y a pas eu un seul cas de mort à déplorer. La déambulation a toujours été facile, excepté pour ce caporal du génie ; une ankylose de l'astragale dans l'extension force ce militaire à marcher sur la tête de cet os, et par conséquent une partie de la cicatrice se porte en bas et se déchire. M. H. Larrey a commandé un appareil prothétique qui remédiera, je l'espère, à cet inconvénient.

Les amputations en Crimée avaient en général des résultats désastreux, néanmoins les amputations du pied ont eu des suites plus heureuses pour la vie des blessés. La pourriture d'hôpital n'aurait peut-être pas respecté l'amputation au lieu d'élection.

Examinons un peu les conditions défavorables qui existaient en Crimée pour la réussite d'une opération. Sans parler des maladies qui sévissaient sur les blessés de cette grande armée, typhus, pourriture d'hôpital, diarrhée incoercible, dysentérie, etc., nous dirons que le transport à bras à l'ambulance de tranchée, puis à dos de bête de somme jusqu'à l'ambulance de division, et ensuite le voyage dans un fourgon, où l'on entassait les blessés comme l'on pouvait jusqu'au port d'embarquement (1), étaient des causes bien défavorables pour les amputés. La traversée de la mer Noire jusqu'à Constantinople avec tous les désagréments de la navigation (roulis, tangage, gros temps), devaient singulièrement exaspérer l'inflammation de l'article tibio-astragalien. De Constantinople à Marseille, de Marseille à Montpellier, les embarquements et débarquements, enfin le voyage de ce militaire dans son village, puis à Paris, n'étaient pas faits pour favoriser le bon résultat de cette opération. Pendant tous ces changements de pays, les appareils contentifs étaient insuffisants, les chirurgiens se substituaient rapidement, enfin la force des choses ne pouvait pas mener à de bons résultats. N'en serait-il pas de même pour nos malades de Paris, si bien pansés chaque jour ? Un voyage de Crimée à Paris, des pansements insuffisants, le manque de linge, et l'encombrement, suffiraient pour détruire les

---

(1) Dans sa relation de la campagne de Crimée, M. Scrive rapporte que dans un combat il y a eu 15,000 blessés.

bons résultats d'une opération, aussi bien faite que possible, par les plus grands chirurgiens de notre époque.

Gloire soit rendue à M. Leroy, ce jeune et savant chirurgien qui, sous la mitraille de Sébastopol et dans la tranchée, a pensé à la chirurgie conservatrice. Enfin la vieille Chersonèse a eu son opération sous-astragalienne. Nous sommes heureux de proclamer que cette amputation, si laborieuse devant notre froide table d'amphithéâtre ou d'hôpital, a reçu son baptême de feu en face de la ville où l'on pratiquait l'amputation de Pirogoff. M. Leroy a pris des téguments où il a pu ; Lisfranc disait bien que l'on pouvait opérer sans lambeau en cas de nécessité. M. Leroy n'a pas été si loin, et son blessé lui doit la vie : il ne pouvait pas faire davantage. Si la prothèse d'un ingénieux Charrière avait suivi l'opération, le résultat serait certainement meilleur.

Ce qu'il y a de bizarre, c'est que la plupart des chirurgiens proclament que les amputations partielles du pied ne doivent être faites que pour des lésions traumatiques, et que les cas de maladies organiques doivent être une condamnation de mort pour le pied, qu'il faut enlever avec la masse malléolaire. Parmi toutes mes observations, il n'y a que ce cas d'amputation pour cause traumatique, c'est le seul qui n'ait pas réussi au point de vue de la déambulation.

Toutes les autres amputations, qui ont eu un résultat favorable, avaient été pratiquées pour maladies organiques (1).

La nature nous donne quelquefois d'insolents démentis.

La récidive, que les chirurgiens redoutent avec raison, lorsqu'il s'agit d'une amputation partielle du pied, oblige souvent à pratiquer l'amputation loin du siége de la maladie. Néanmoins il ne faut pas toujours sacrifier une trop grande partie du membre atteint de carie

(1) Le jeune homme de Troyes, opéré par M. Nélaton, et Mme Reid, amputée par le Dr Traill, sont les seuls cas d'amputations secondaires ; ils avaient fort bien marché pendant quelques années.

scrofuleuse; la science possède de nombreux cas où, les os malades enlevés, on n'a pas eu de récidive. Il faut donc réserver la chirurgie non conservatrice pour les tumeurs fibro-plastiques considérables, etc., lorsque l'on est presque sûr que la récidive est imminente, comme l'a fait M. Robert pour une tumeur fibro-plastique du calcanéum.

Quelques mots sur le procédé de M. J. Roux, de Toulon (amputation tibio-tarsienne).

Examen critique d'une note du Dr Dolbeau; application du lambeau de M. J. Roux à l'amputation sous-astragalienne.

Cet illustre chirurgien, par son lambeau latéral interne plantaire et talonnier, a rendu l'amputation tibio-tarsienne classique, et les résultats obtenus avec son procédé sont bien supérieurs à ceux de Syme et de Baudens.

S'il faut en croire les élèves de M. J. Roux, il n'a jamais eu l'occasion de pratiquer l'amputation sous-astragalienne; ce chirurgien admet pourtant cette opération. Il s'exprime ainsi à propos de cette amputation : *Depuis que M. Malgaigne a introduit dans la science l'amputation dans l'articulation calcanéo-astragalienne, le principe d'amputer toujours le plus loin possible du tronc doit recevoir désormais une application efficace, sans jamais comporter une seule exception* (1).

Ce procédé a été décrit par les auteurs de différentes manières. M. Dolbeau a publié, dans la *Gazette des hôpitaux* (2), une note pour rectifier plusieurs erreurs des auteurs. Ce savant chirurgien s'est trompé lui-même ; il a attribué une modification à M. Nélaton, qui se

---

(1) J. Roux, *Amputation tibio-tarsienne*, broch.; Paris, 1848.

(2) 5 mars 1859, n° 27.

défend bien d'avoir rien modifié. M. Nélaton a eu la bonté de pratiquer devant moi l'amputation sous-astragalienne avec le procédé de M. J. Roux. Le chirurgien de Toulon avait démontré lui-même son procédé à M. Nélaton, dans un voyage qu'il fit à Paris vers 1848.

M. Nélaton a décliné l'honneur d'un procédé ou tout au moins d'une modification pour la sous-astragalienne ; je conclus de là que M. Dolbeau a été *plus royaliste que le roi.* M. Dolbeau s'est appuyé, dit-il, sur le texte des *Annales de thérapeutique* de Rognetta, 1846 ; il aurait dû consulter un extrait de la *Gazette des hôpitaux*, publié par M. J. Roux lui-même en 1848 (1), et il aurait vu que s'il y avait une modification, elle était tout simplement du chirurgien de Toulon.

Je ne sais pas pourquoi M. Dolbeau soutient que l'incision du professeur de Toulon passe obliquement sous la face plantaire d'avant en arrière, de dedans en dehors, pour regagner le point de départ (2). Je pense que M. Dolbeau a eu tort de s'appuyer sur le texte des *Annales de thérapeutique ;* j'ai lu attentivement le texte de ce journal, et j'ai remarqué que, contrairement à l'interprétation de M. Dolbeau, l'auteur indique que son incision est *oblique* à la face externe du calcanéum et non à la face plantaire. Du reste j'extrais de ce texte le point en litige, le lecteur appréciera.

«..... Du point voisin de la malléole interne, l'incision descend *sous la plante du pied,* revient au bord externe en faisant *une seconde courbe à convexité antérieure* correspondant à l'articulation de Chopart. *Du bord externe du pied* où je l'ai laissée, l'incision est continuée *obliquement* vers le point de départ, c'est-à-dire au-dessus de l'extrémité postérieure et moyenne du calcanéum» (3). M. J. Roux

---

(1) Broch. citée.

(2) *Gazette des hôpitaux*, 1859, p. 108. On verra plus loin que M. Verneuil fait son incision plantaire obliquement.

(3) *Annales de thérapeutique*, 1846, p. 307.

a décrit encore plus explicitement son procédé en 1848, comme on le verra tout à l'heure.

M. Dolbeau reproche aussi à M. Malgaigne de n'avoir pas indiqué fidèlement ce procédé dans sa *Médecine opératoire;* c'est un reproche qui tombe de lui-même, lorsque l'on comparera le texte des *Annales de thérapeutique* et celui de M. Malgaigne.

Il ne m'appartient pas de discuter plus longtemps cette note; je vais citer maintenant les textes, et le lecteur verra qu'il n'est pas question d'incision *plantaire oblique*, comme le croit M. Dolbeau.

Voici comment procède M. J. Roux, de Toulon : Du bord externe du tendon d'Achille, ou, si on l'aime mieux, de l'extrémité postérieure de la face externe du calcanéum, part une incision qui passe au-dessous de la malléole externe, à 0,01 au devant de l'articulation tibio-tarsienne, et aboutit à quelques millimètres au devant de la malléole interne; de ce point, elle descend *transversalement* au-dessous du pied, parvient à la face externe du calcanéum, et remonte obliquement jusqu'au point de départ. Cette incision, en raquette, doit partout diviser les parties molles jusqu'aux os..... Le pédicule du lambeau est de 0,10 environ (1).

M. Dolbeau s'en est peut-être rapporté au texte d'une leçon recueillie par MM. Triquet et Trélat, internes de M. Nélaton (2); il a cru que l'incision *plantaire* était oblique pour gagner le point de départ.

Voici du reste ce texte, qui est semblable à celui de M. Dolbeau (3).

M. J. Roux part de la partie la plus reculée de la face externe du calcanéum, passe sous la malléole externe, décrit une courbe à con-

(1) J. Roux, broch., p. 9; 1848.

(2) *Gazette des hôpitaux,* 1852, p. 237, 238.

(3) M. Dolbeau m'a assuré ne pas avoir consulté cette leçon de M. Nélaton. Lorsque ce qui précède a été écrit, je le croyais en comparant les deux textes; quoi qu'il en soit, l'erreur existe.

vexité antérieure sur le dos du pied, et il termine à quelques millimètres au devant de la malléole interne. La deuxième incision part de ce point, gagne le bord interne du pied, puis la face plantaire, et vient se terminer au point de départ.

On voit que l'incision plantaire n'est pas indiquée assez clairement; la direction de l'incision mieux indiquée aurait empêché l'erreur de M. Dolbeau.

Modification attribuée à M. Nélaton.

J'ai dit plus haut que M. le professeur Nélaton avait refusé la paternité de cette modification, que M. Dolbeau persiste à lui attribuer, d'après MM. Triquet et Trélat (*Gazette des hôpitaux*, 1852, p. 237). C'est une erreur manifeste (1).

Je vais décrire le manuel tel que le pratique M. le professeur Nélaton ; pour l'intelligence de la description, quatre figures sur bois accompagneront le texte.

Je crois que, de cette manière, tout le monde comprendra parfaitement cette opération, pratiquée avec le lambeau, du savant chirurgien de Toulon. Les dessins ont été exécutés d'après nature. M. Nélaton a eu l'extrême complaisance de pratiquer cette opération plusieurs fois sous mes yeux; j'ai pratiqué moi-même, en sa présence, la même opération avec le procédé de M. Verneuil. Ce dernier procédé donne à peu près le même résultat. Les bois intercalés dans le texte représentent une amputation sous-astragalienne faite par M. Nélaton lui-même.

Manuel opératoire. Deux aides sont nécessaires pour cette amputation dans l'article calcanéo-astragalien ; l'un comprimera l'artère dans l'aine, l'autre relèvera la peau de la jambe vers le mollet. Un seul instrument est nécessaire pour cette désarticulation ; c'est un petit couteau à lame forte, mais étroite. Une scie cependant sera

(1) Voyez la note précédente.

toujours près de l'opérateur, dans le cas où il y aurait soudure des os ou ossification des ligaments.

Les incisions, dans cette opération, doivent comprendre la peau, l'aponévrose et les tendons ou muscles jusqu'aux os.

Voici comment procède M. Nélaton.

Le pied maintenu de la main gauche dans l'extension, le chirurgien commence son incision au milieu de l'espace compris entre le bord externe du tendon d'Achille et la malléole péronière ; le couteau passe à 0,01 de l'extrémité de la malléole péronière, puis remonte sur la face dorsale du pied pour tailler un petit lambeau convexe à la hauteur de l'articulation de Chopart. Ensuite le couteau est dirigé vers la malléole interne, de manière à former un petit angle ouvert en avant, dont le sommet se trouve à peu de distance de la malléole interne (1). Le couteau, ramené à la face plantaire, coupe transversalement le pied en arrondissant le lambeau, de manière à le rendre légèrement convexe en avant ; cette incision plantaire s'étend depuis la face inférieure du premier cunéiforme jusqu'à l'apophyse du cinquième métatarsien. De cette apophyse, le couteau remonte obliquement vers le point de départ.

L'incision plantaire peut aussi précéder l'incision dorsale. Quelquefois M. Nélaton taille les deux branches de bifurcation en forme de V sur la face externe du pied, pour ensuite finir l'anse de la raquette qui doit embrasser transversalement le pied à la hauteur du premier cunéiforme et de l'apophyse du cinquième métatarsien.

---

(1) M. Nélaton faisait autrefois une incision verticale au côté interne du pied. Ce savant professeur m'a dit que ce petit angle évitait un pli de la peau lorsque le lambeau est mis en position. Cette légère modification est importante à noter pour soustraire le malade à toute incommodité dans la bottine pendant la déambulation.

Fig. 2

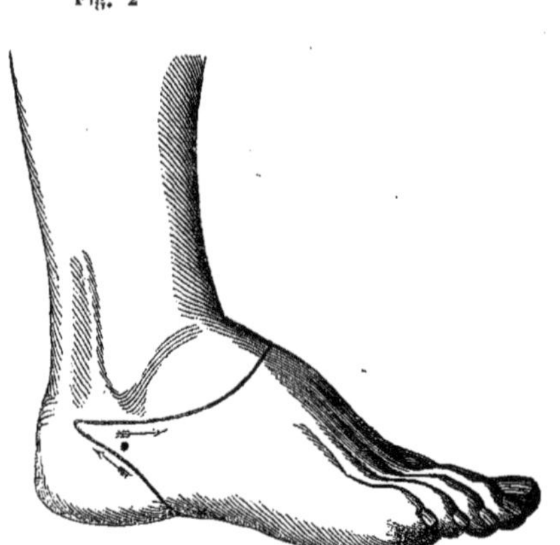

Fig. 3.

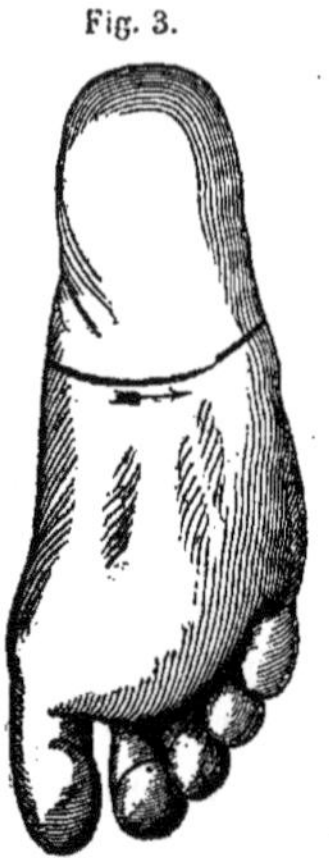

Le chirurgien, en faisant ces incisions, doit couper outes les parties molles, les tendons, etc., jusqu'aux os. Ensuite, en mettant le pied dans l'extension forcée, on sent la tête de l'astragale qui fait saillie; on ouvre immédiatement l'article astragalo-scaphoïdien, puis on coupe le ligament interosseux par le côté externe, ce qui n'est pas aussi difficile que le pense M. Malgaigne. Nous arrivons maintenant la dissection du lambeau. La dissection du lambeau plantaire doità être faite le plus près possible des os, surtout à la face interne du calcanéum, lieu où se trouvent le nerf et l'artère tibiale postérieure. Il ne faut pas trop s'effrayer de couper le nerf et l'artère avant leur bifurcation. Il est certainement plus avantageux de faire comme les auteurs le prescrivent : j'ai vu des chirurgiens insister spécialement sur cette recommandation et faire tout le contraire dans leurs opérations (1). On a certainement quelques cas de gangrène du lambeau

(1) Dans ces cas, on n'aurait qu'une gangrène très-limitée à l'extrémité du lambeau. Cet accident est arrivé à M. J. Roux pour son opération tibio-tarsienne

pour les amputations du pied. Elles ont eu lieu avec les lambeaux dorsal, plantaire externe; ce cas est très-rare avec le procédé de M. J. Roux.

M. Verneuil a recommandé de réséquer le nerf tibial postérieur, pour éviter sa compression pendant la marche et les douleurs intolérables qui en sont la conséquence.

J'ai dit qu'il fallait beaucoup de ménagements dans la dissection du lambeau au côté interne du calcanéum en rasant l'os. Cela n'offre pas de grandes difficultés. Ce que j'ai trouvé le plus difficile de l'opération, ce qui est indiqué aussi par M. Nélaton, c'est la dissection de la partie postérieure du calcanéum, afin de ne couper que les attaches calcanéennes et ménager la toile fibreuse, sur laquelle je ne saurais trop insister. Ce temps de l'opération achevé, il faut placer les ligatures: plus on aura besoin d'en faire, plus la nutrition du lambeau sera assurée.

Résumé. Une incision, partie du milieu de l'espace qui sépare la malléole externe du tendon d'Achille, passe en arrière de l'apophyse du cinquième métatarsien, coupe transversalement la plante du pied de manière à rendre le lambeau plantaire un peu convexe; ensuite le couteau est relevé à la hauteur du premier cunéiforme en ménageant un petit angle ouvert en avant. De là l'incision remonte sur le dos du pied pour former un petit lambeau à convexité antérieure (ce lambeau ne doit pas être disséqué). Après cela l'incision passe un peu au-dessous de la malléole externe, pour rejoindre le point de départ.

Points de repère. Tendon d'Achille, malléole externe; apophyse du cinquième métatarsien, scaphoïde, tête de l'astragale.

---

la gangrène emporta le tiers antérieur du moignon. Cette opération, pratiquée à Toulon sur le forçat 31,513, eut néanmoins un succès complet.

L'opération ainsi achevée, on a un lambeau épais, bien nourri par les artères suivantes :

1° La calcanéenne externe, qui longe le bord externe du tendon d'Achille ;

2° La tibiale postérieure, qui fournit plusieurs artérioles au talon avant sa bifurcation ;

3° Quelques rameaux malléolaires ;

4° Les plantaires externe et interne, qui fournissent aux muscles et aux téguments de la plante par leurs rameaux.

Il suit de cette énumération que la gangrène *totale* du moignon n'est pas à redouter avec ce procédé.

Après les ligatures posées, le lambeau tombe par son propre poids, on le met en position au moyen de quelques points de suture ou des bandelettes agglutinatives, et il recouvre la face inférieure de l'astragale et la tête de cet os à la manière du couvercle d'une boîte.

Fig. 4.

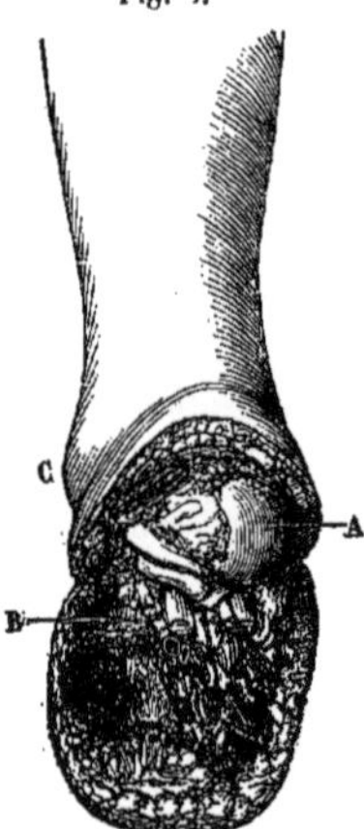

A. Tête de l'astragale.

B. Tendon d'Achille.

C. Malléole externe.

Si le chirurgien, pendant l'opération, n'ouvre pas par mégarde l'article calcanéo-cuboïdien, la luxation du calcanéum est plus facile à mesure qu'on coupe le ligament interosseux, et le pied, moins l'astragale, est enlevé tout d'une pièce.

Fig. 5.

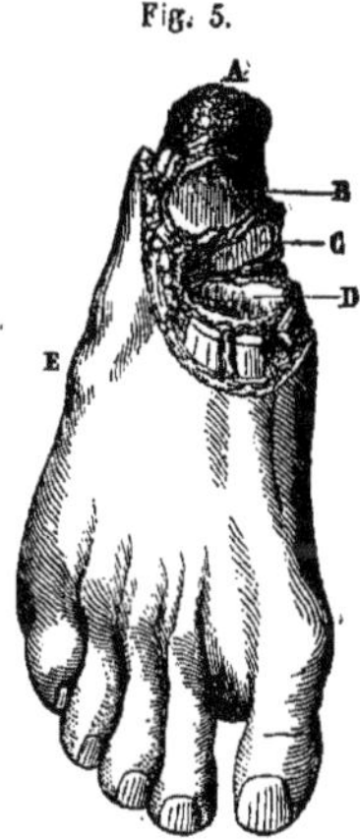

A. Insertion calcanéenne du tendon d'Achille.
B. Grande surface articulaire du calcanéum avec l'astragale.
C. Petite surface articulaire du calcanéum avec l'astragale (ces deux surfaces sont séparées par le sillon interosseux).
D. Surface articulaire du scaphoïde.
E. Apophyse du cinquième métatarsien.

Lorsque les ligatures et le pansement sont terminés, on fait reposer le membre demi-fléchi sur le côté externe.

Je ne sais pas si j'aurai bien démontré la vérité par ce qui précède. Du reste, que l'incision plantaire soit transversale (Nélaton) ou un peu oblique (Verneuil), l'opération peut être aussi bien faite. M. Dolbeau a soulevé cette question ; je l'ai reprise, parce que je crois qu'il n'avait pas dit le dernier mot à propos du procédé de M. Jules Roux.

D'après la *Gazette des hôpitaux*, 1852, M. Dolbeau était autorisé à appeler modification un procédoncule qui n'existe pas, et M. Nélaton a eu la bienveillance de me dire qu'il n'opérait que d'après les règles que M. J. Roux lui avait indiquées en personne à la Clinique. Ce que M. Nélaton revendique avec raison, c'est d'avoir appliqué le premier ce procédé sur l'homme, en ce qui concerne l'amputation sous-astragalienne.

Nous admettons la priorité de M. Nélaton pour l'application de ce lambeau ; mais la désarticulation, en attaquant le ligament interosseux, appartient à M. Verneuil, qui en a démontré le manuel opératoire à l'École pratique. Suivant M. Dolbeau, cette manière d'attaquer l'article a beaucoup simplifié la manœuvre, et elle fait autant d'honneur à son auteur que l'invention d'un procédé. Nous n'admettons pas cette opinion de M. Dolbeau, qui refuse à M. Verneuil l'invention d'un procédé : que le lambeau de M. Verneuil soit analogue à celui de M. J. Roux, ce professeur agrégé n'en disconvient pas; mais le point capital est la désarticulation. Du reste M. J. Roux, de Toulon, en appliquant la méthode ovalaire à l'amputation tibio-tarsienne, ne revendique nullement ce procédé pour l'amputation sous-astragalienne. Les deux amputations, abstraction faite du lambeau, diffèrent essentiellement l'une de l'autre : l'amputation tibio-tarsienne est une amputation mixte (continuité et contiguïté), tandis que la sous-astragalienne, quoique n'étant qu'une désarticulation, offre des difficultés que M. J. Roux n'a pas indiquées (section du ligament interossseux). Pour mettre plus d'ordre dans notre travail, nous persisterons à décrire, comme M. Malgaigne, ce procédé sous le nom de M. Verneuil: si nous voulions suivre le conseil de M. Dolbeau, cette partie de la chirurgie ne serait que confusion. M. J. Roux est bien assez riche d'inventions, pour que l'on se permette de l'imiter pour la section des téguments, sans que l'on puisse dire que c'est réellement son procédé, lorsqu'il est appliqué à un article différent. Nous allons donc décrire ce procédé sous le nom de son auteur.

Procédé de M. Verneuil. Ce procédé, qui dérive toujours de la méthode ovalaire ou en raquette, a pour caractère essentiel d'attaquer la jointure par le côté externe; il diffère du procédé employé par M. Nélaton en ce que la plante est incisée obliquement et non transversalement, comme le pratique le savant professeur de la Faculté, en suivant les données du chirurgien de Toulon. J'ai eu l'honneur de pratiquer le procédé de M. Verneuil devant M. Nélaton. Les lambeaux par ces deux procédés donnent un résultat à peu près semblable.

La jambe placée dans la rotation en dedans, l'opérateur saisit fortement le pied avec la main gauche tenue en supination, et le porte dans l'extension et l'adduction, de manière à avoir sous les yeux son bord externe.

La main droite, armée d'un petit couteau à lame forte et étroite, et la pointe dirigée sur le tubercule externe du calcanéum, pratique, à partir de ce point, une incision antéro-postérieure, qui passe à 2 ou 3 centimètres de la malléole péronière, au niveau de la tubérosité du calcanéum, puis à 2 centimètres en arrière et en dedans de la tubérosité postérieure du cinquième métatarsien; arrive sur le dos du pied; décrit, pour gagner le bord interne du pied, une courbe à convexité antérieure assez prononcée, tournée en avant de la saillie de la tête astragalienne, et aboutit enfin au niveau de la partie moyenne du premier cunéiforme, en coupant les téguments du bord interne du pied, à peu près verticalement (1), sur la face interne de cet os. La jambe est alors portée dans la rotation en dehors; la main gauche tournée en pronation saisit de nouveau le pied, et l'élève jusqu'à ce que la face plantaire soit accessible au chirurgien. Le couteau divise alors les parties molles de la plante du pied, d'avant en arrière et de dedans en dehors, en allant rejoindre le point de départ de la première incision, suivant le trajet d'une ligne qui, de la facette interne du premier cunéiforme, irait aboutir à la tubérosité externe du calcanéum. L'excavation de la plante du pied à sa partie interne fait que si l'incision est directement étendue entre les deux points que nous venons d'indiquer, elle présente une légère concavité, qui regarde en dehors et se moule ainsi très-bien sur la convexité de l'incision dorsale.

---

(1) J'ai indiqué qu'il fallait faire un angle ouvert en avant pour éviter le froncement de la peau.

La peau ainsi divisée, on coupe au même niveau les tendons des péroniers, puis le ligament latéral externe; on glisse la pointe du couteau entre les ligaments conservés et la face externe du calcanéum, de manière à atteindre le tendon d'Achille, que l'on coupe à son tour avec la pointe, au niveau du bord supérieur du calcanéum; le doigt porté dans la plaie reconnaît la fosse profonde qui sépare le calcanéum de l'astragale; on ouvre l'articulation astragalo-scaphoïdienne, en ayant soin de ménager les ligaments calcanéo-cuboïdiens, afin que le calcanéum demeure adhérent à toute la partie antérieure du pied; puis, dirigeant le couteau de dehors en dedans, d'avant en arrière, et presque transversalement, on divise avec la pointe tout le ligament interosseux (1). Il y a des sujets chez lesquels la section de ce ligament est assez facile; chez d'autres on en vient à bout en luxant le pied sur l'astragale et en joignant l'incision à la déchirure : c'est pourquoi il est important de conserver les attaches du calcanéum à l'avant-pied. L'articulation ainsi ouverte par son côté externe, restent à diviser les ligaments et tendons avec précaution, en rasant très-exactement les os avec le tranchant du couteau, surtout au niveau de la petite apophyse du calcanéum, où se trouvent les vaisseaux et les nerfs tibiaux, qu'il importe de ménager. Le reste de la dissection n'offre pas de difficultés.

Procédé de M. Fano. Je n'indique que pour mémoire un procédé que M. Fano regarde comme lui étant propre (2). Ce professeur agrégé est dans l'erreur : il fait l'incision plantaire transversalement, comme l'a faite M. Nélaton en 1852. Il a divisé l'opération en quatre temps, et il coupe en dernier lieu le ligament interosseux, comme l'a indiqué M. Verneuil en 1852.

---

(1) Je dois dire que Lisfranc avait indiqué cette attaque du ligament interosseux par le côté externe, sans y attacher une grande importance, n'ayant jamais fait cette opération que sur des cadavres. (Voir son procédé.)

(2) *Tableaux des opérations*, fasc. II, p. 28; Paris, 1857.

S'il m'est permis de faire une petite observation sur l'excellent procédé de M. Verneuil, je lui reprocherai de ne pas être assez explicite pour la section du tendon d'Achille : je crois qu'il vaut mieux couper seulement les insertions calcanéennes de ce tendon, et disséquer en rasant l'os de très-près, de manière à conserver la toile fibreuse. Si j'ai bien compris le texte de M. Verneuil, il incise le tendon au niveau du bord supérieur du calcanéum ; je pense qu'il n'a pas assez précisé ce temps de l'opération (1).

Du reste ce procédé est excellent et donne un lambeau magnifique et d'une ampleur suffisante.

Les deux observations qui vont suivre sont extraites d'un ouvrage américain (2). Mon collègue et ami, M. Casas, a bien voulu me les traduire : le talent polyglotte de ce jeune médecin m'a été très-utile pour différentes recherches dans les ouvrages anglais, américains et italiens ; je le prie de recevoir sincèrement mes remercîments. Ces observations ne sont pas tirées de la pratique d'un des hardis compatriotes de Valentine Mott, qui a donné une bonne édition anglaise de la *Médecine opératoire* de M. le professeur Velpeau. Les deux opérations que je vais relater ont été pratiquées par M. le professeur Nélaton, à l'hôpital des Cliniques. M. le Dr Atlee a tout simplement pris des notes dont la collection compose son ouvrage, qui, en plusieurs endroits, ne donne pas fidèlement la doctrine du maître.

---

(1) Voir le chapitre à la fin duquel je décris la toile fibreuse venant du tendon d'Achille (*Anatomie, Aponévroses*).

(2) Dr Walter Atlee, *Clinical lectures of surgery, by Nélaton*; Philadelphia, 1855.

OBSERVATION Ire.

(Clinique de M. le professeur Nélaton (1).

Amputation sous-astragalienne, le 15 *mars* 1852, *pour une nécrose du calcanéum chez un scrofuleux; récidive de l'affection organique dans l'article tibio-tarsien. Amputation secondaire à la partie supérieure de la masse malléolaire; guérison presque complète du moignon. Tuberculisation généralisée. Mort,* 1856. *Carie des extrémités osseuses.*

Mars 1852. Un garçon de 16 ans, de Troyes, ville où l'on remarque beaucoup de scrofuleux, avait sur le corps des cicatrices nombreuses situées dans les endroits où les abcès froids se forment d'habitude. Selon le dire du malade, il fut atteint, à l'âge de 5 ans, d'une maladie du pied; un abcès s'y était formé et était resté ouvert pendant plusieurs années. Cinq mois avant de venir à l'hôpital, le même pied se gonfla, et de nouvelles ouvertures fistuleuses, donnant du pus, s'établirent.

Les téguments de la partie postérieure et externe du pied étaient amincis, décolorés, et percés de plusieurs orifices fistuleux; quand on y introduisit une sonde, on trouva l'os nécrosé. L'affection osseuse, d'après ce que l'on put juger à ce moment-là, était bornée au calcanéum, nul signe n'indiquait que l'astragale fût atteint.

Le malade ne toussait pas, et il n'y avait aucun signe d'affection pulmonaire. Le jeune homme était à une époque de la vie où la constitution peut éprouver un changement, de telle sorte que s'il guérissait de sa maladie présente, il pouvait n'en être plus jamais atteint. Le seul moyen de le débarrasser de sa maladie présente était d'enlever le séquestre; et telle était l'étendue de ce séquestre, que pour en débarrasser le malade, il fallait enlever tout le calcanéum. Quant à la résection (2)

---

(1) Dr Atlee, *op. cit.*, p. 218.
Cette observation se trouve aussi dans une leçon recueillie par MM. Triquet et Trélat (*Gazette des hôpitaux*, 1852). Cette leçon sur les amputations partielles du pied se trouve dans un journal que chacun peut consulter facilement; j'ai cru devoir donner la traduction de l'ouvrage américain, peu connu en France.

(2) L'ablation du calcanéum seul; le Dr Atlee dit résection, je reste fidèle au texte.

du calcanéum tout seul, c'est une opération à laquelle il ne faut pas songer (1), sans lui, le pied n'est pas seulement inutile, il devient même un embarras.

Il restait donc à se décider entre l'amputation de la jambe, la désarticulation du pied ou l'amputation sous-astragalienne. Pour des raisons que l'on trouvera discutées en plusieurs autres endroits, on choisit l'amputation sous-astragalienne. Le lambeau est fait de la même manière que dans l'amputation totale du pied, de sorte que dans le cas où l'astragale serait malade, disait M. Nélaton, on l'enlèverait aussi.

En faisant l'opération, de la manière que l'on verra plus loin, on trouva l'astragale sain et par conséquent à sa place ordinaire. La nécrose était bornée au calcanéum, mais malheureusement elle occupait la partie supérieure de l'os et était en contact avec l'articulation calcanéo-astragalienne (2). Ensuite on maintint les lambeaux en contact avec des bandelettes de diachylon, et le moignon fut recouvert avec du cérat étendu sur un linge fenêtré et de la charpie maintenue en position par des tours d'un bandage circulaire.

Comme régime, on ordonna au malade du café au lait (3) et de la soupe.

Le lendemain, on enleva les bandelettes, à cause de la pression qu'elles exerçaient sur les parties. Les bords des lambeaux étaient en contact, quoique M. Nélaton dît qu'il ne croyait pas que leur contact fût très-profond. Il ajouta aussi que l'aspect du moignon ne lui plaisait pas; le moignon était mou et légèrement gonflé, comme au début de l'érysipèle. Pour cela, il ordonna l'emploi d'une pommade composée d'une partie de sulfate de fer et de cinq parties d'axonge (en poids). M. Nélaton dit que souvent cette pommade arrête l'érysipèle traumatique; dans ce cas, elle sembla réussir.

---

(1) Opinion contraire des chirurgiens anglais et américains (voir à la fin de ce travail).

(2) Le manuel opératoire est décrit dans l'observation suivante (obs. 2).

(3) Il ne faut pas accepter le texte de M. Atlee comme rendant fidèlement la pensée de M. Nélaton; ce chirurgien eut la bonte de me dire qu'il avait ordonné des potages, et qu'il avait toléré le café au lait chez ce jeune malade, qui lui avait demandé cette permission avec instance. M. Nélaton n'avait pas voulu contrarier les habitudes du malade. On fait de même pour les ivrognes, auxquels on permet un peu de vin, même dans les phlegmasies.

L'alimentation au café au lait m'avait paru bizarre pour un scrofuleux. Je dois donc enregistrer l'explication que M. Nélaton a bien voulu me donner; le texte est ainsi plus compréhensible.

La cicatrisation de la plaie se faisait difficilement; elle ne fut complète qu'au bout de trois mois : cela n'était pourtant pas extraordinaire, car la cicatrisation est toujours très-lente dans les amputations partielles du pied. Elle fut retardée par deux abcès qui se formèrent l'un en avant et l'autre au talon.

On laissa ce jeune homme à l'hôpital jusqu'au mois de novembre, afin de voir le résultat définitif de l'opération. Dans ce qui a rapport au résultat matériel, il fut aussi satisfaisant que possible; le membre n'avait perdu que les 4 cinquièmes de 1 pouce de longueur, et le moignon lui-même était parfait. Il pouvait marcher très-bien dans l'hôpital; mais M. Nélaton dit qu'il faudrait beaucoup de temps pour savoir si cette amputation (1), à la suite de laquelle la face inférieure de l'astragale supporte le poids du corps, est préférable à l'opération faite sur le cou-de-pied. Le malade retourna à l'hôpital en novembre 1853, c'est-à-dire vingt mois environ après l'opération, sur la demande de M. Nélaton; il marchait très-bien. Un jour après sa sortie de l'hôpital, il avait fait 12 milles et était revenu chez lui dans la même journée.

Ici finit l'observation du Dr Atlee ; j'ajouterai que ce pauvre malade, longtemps observé par MM. Nélaton et Richard, est rentré à l'hôpital pour subir une opération secondaire que les progrès du mal avaient rendue nécessaire. On conserva le même lambeau : ce fut une amputation intra-malléolaire, selon M. Nélaton ; juste au-dessus des malléoles, selon M. Verneuil. Le pauvre malade, dont tout le corps portait les traces indélébiles de la scrofule, avait pu courir, sauter, etc., pendant deux ans. Il aurait encore eu maille à partir avec la chirurgie, si une tuberculisation généralisée n'avait empêché M. Verneuil d'amputer une troisième fois pour une carie des extrémités osseuses, carie dure de Gerdy, selon M. Verneuil, nécrose, suivant M. Cloquet. Ce malade est mort en 1856 à l'hôpital Necker.

---

(1) Aujourd'hui M. Nélaton préfère l'amputation sous-astragalienne, pour des raisons que je développerai plus loin.

OBSERVATION II.

(Clinique de M. le professeur Nélaton.)

Amputation sous-astragalienne, pratiquée en mars **1854**, *pour une tumeur blanche tarso-métatarsienne ; fusée purulente de la gaîne du jambier antérieur. Cicatrisation en six semaines, guérison complète.* (Dr Atlee,. *Clinical lectures of surgery, by Nélaton*, p. 219.)

Novembre 1853. Un jeune homme, boucher de profession, âgé d'environ 20 ans, d'une taille élevée et d'un teint pâle, avait toujours été bien portant, selon son assertion. Le 8 août, en portant un baquet plein d'eau, il s'était tourné le pied, sans pouvoir dire dans quelle direction ; la douleur ne se montra qu'une heure après l'accident. Dans ce cas, le siége du mal n'était pas dans l'articulation qui est au-dessus de l'astragale, comme cela a lieu dans l'entorse.

A l'entrée du malade à l'hôpital, M. Nélaton appelle l'attention sur ce cas comme étant un de ceux pour lesquels le chirurgien doit se tenir sur ses gardes. Ce n'était pas d'une entorse que le malade souffrait, mais d'une tumeur blanche d'une des articulations du pied. Laquelle? c'était difficile à dire, car les articulations du pied sont si serrées que l'hydarthrose ne peut pas y avoir lieu et qu'il manque par conséquent un des grands signes de l'arthrite. L'opinion de M. Nélaton est que *l'entorse ne peut presque jamais donner lieu à des maladies de longue durée, comme le prétendent les auteurs.* Une entorse n'est qu'un léger degré de luxation ; du moins, dans la luxation, les mêmes lacérations ont lieu à un plus haut degré, et alors pourquoi les luxations ne donnent-elles pas naissance à des tumeurs blanches? L'explication, la voici : le malade ne peut pas s'imaginer qu'il a éprouvé auparavant une luxation, car dans celle-ci, le mal est très-évident, tandis qu'il peut supposer une entorse.

Le lendemain de son entorse, le malade raconte qu'il n'avait pas pu marcher, à cause de la douleur qu'il éprouvait au pied, et il entra à l'hôpital Sainte-Marguerite, où il fut traité pour une entorse par des applications d'eau blanche (*lead water*).

Quoi qu'il en soit, durant quatre mois, son pied n'éprouva pas de soulagement. Une longue station debout ramenait les souffrances. Après le repos, le malade se trouvait mieux ; mais la douleur revenait aussitôt qu'il voulait exercer le membre. La forme et l'aspect du pied malade étaient à peu près semblables à l'autre pied, sauf une légère tuméfaction au côté interne, vers la ligne tarso-métatarsienne ; mais pas de douleur notable à la pression, point de déformation, à peine un peu d'œdème. M. Nélaton soupçonna alors que l'affection était très-sérieuse et venait d'une altération des os du pied et qu'elle n'avait point pour cause un faux pas, mais bien un état général de l'économie. On appliqua sur la ligne des articulations, entre les os du tarse et ceux du métatarse, un grand nombre de vésicatoires volants, mais sans grand changement dans l'état du pied. On fit des cautérisations transcurrentes et elles semblèrent diminuer la tuméfaction tellement, que le moment sembla venu de placer le pied dans un appareil capable de maintenir les articulations dans un repos parfait (1). L'appareil employé se composait de bandes recouvertes de diachylon (*plaster*), ainsi qu'on l'a décrit au commencement des fractures (2). Après avoir gardé cet appareil pendant un mois et demi, on l'enleva, à la demande du patient, qui n'éprouvait plus de douleurs. Un jour ou deux après l'avoir enlevé, il se plaignit de douleurs, et il se forma un petit abcès. La douleur persistait, et en peu de jours un autre abcès se forma, puis un troisième, puis un quatrième, tous sur la ligne des articulations tarso-métatarsiennes.

En mars 1854, le pied était énormément gonflé, la peau mince et décolorée offrait des ouvertures fistuleuses; en les sondant, on pouvait sentir les os dénudés. Le malade était extrêmement amaigri, et il fallait prendre un parti décisif qui ne pouvait être que d'enlever les os nécrosés. Il était évident que les extrémités postérieures des métatarsiens étaient malades, ainsi que les cunéiformes et le cuboïde. M. Nélaton pensait que même le scaphoïde n'était pas exempt de la maladie, par conséquent on ne pouvait laisser que le calcanéum et l'astragale.

Dans ce cas, pour prendre une décision, fallait-il laisser les deux os sains, ou fallait-il enlever le calcanéum? Troisièmement, devait-on faire l'amputation totale du pied dans l'articulation tibio-tarsienne? ou enfin fallait-il amputer la jambe au-dessus des malléoles (3)?

Peu de jours auparavant, dans un cas semblable, M. Nélaton avait fait l'amputation de Chopart, non pas qu'il en soit très-partisan, mais pour des raisons particulières. Il nous parla de la déviation du pied par la traction des gastro-

---

(1) Dans ce but et avant de recourir à l'opération, M. le professeur Malgaigne se sert de bottines de carton.

(2) Voir les fractures de l'ouvrage de M. Atlee.

(3) Parmi les opérations possibles dans le voisinage de l'articulation tibio-tarsienne, l'auteur ne parle pas de l'amputation intra-malléolaire. (Voir *Étude sur les amputations partielles du pied*, par Legouest; Paris, 1856, et la critique de cette opération dans ce mémoire.)

cnémiens, de la pression exercée sur la cicatrice contre le sol et de la formation de pellicules épidermiques ou même de vrais cors, qui quelquefois forcent le malade à demander lui-même une nouvelle amputation. Cependant cette opération est moins dangereuse que n'importe laquelle des opérations ci-dessus mentionnées, et de plus, le malade était un vieillard de 68 ans, épuisé par la misère et la fatigue; il n'avait devant lui qu'une vie de repos, tandis que le jeune homme dont il s'agit avait devant lui une vie de travail.

Quant à l'amputation immédiatement au-dessus des malléoles, elle est excellente dans ce sens qu'elle n'est pas peut-être plus dangereuse que celle de Chopart, mais elle exige l'emploi d'un appareil spécial. Le jeune homme était très-pauvre; l'appareil cause des frottements sur la jambe et est sujet à beaucoup d'incommodités.

Quant à la désarticulation tibio-tarsienne, elle avait d'abord été pratiquée, puis presque abandonnée, lorsque Syme, d'Édimbourg, la modifia en proposant la section des deux malléoles. Dans ces dix ou douze dernières années, on l'a employée très-souvent, et très-souvent avec succès.

C'est donc une bonne opération, mais bonne quand on ne peut mieux faire, c'est-à-dire quand on ne peut pas laisser plus de longueur au membre, ou en faire une autre moins dangereuse.

L'amputation sous-astragalienne fut proposée pour la première fois en 1839, et on trouva qu'elle dépassait toute attente; elle a été faite à Paris au moins quinze fois (1) par M. Malgaigne et plusieurs autres chirurgiens. C'est à cette opération qu'il fallait avoir recours dans le cas actuel; c'est une opération laborieuse, comme le sont toutes celles de ce genre. La méthode suivante est celle suivie par M. le professeur Nélaton.

Le premier temps de l'opération consiste à former le lambeau dans les parties molles, et fut inventé, à ce que croit M. Nélaton, par Roux, de Toulon. Le chirurgien commence l'incision à 6 cinquièmes de pouce du talon, sur une ligne tirée du talon à la malléole externe, et la continue jusqu'au bord externe du pied,

(1) On voit que le Dr Atlee n'est pas bien au courant de cette amputation; il n'y a eu que 14 opérations en Europe (1859), et il suppose qu'elle a été pratiquée 15 fois à Paris (1853). Il indique aussi Roux comme ayant pratiqué cette opération, c'est une grave erreur; il veut peut-être indiquer le procédé de J. Roux. Ce dernier chirurgien n'a pratiqué que la tibio-tarsienne.

derrière l'extrémité postérieure du cinquième métatarsien; puis (1) en travers de la plante du pied, et passant en avant du scaphoïde et sur la face dorsale, à 1 pouce et 3 cinquièmes au devant de l'angle qu'elle forme avec la jambe, elle est portée tout autour jusqu'au point d'origine. Cette incision renferme un lambeau de parties molles qui couvrent l'os, suivant l'expression de M. Nélaton, à la (*perfect perfection*) parfaite perfection.

Le second temps de l'opération consiste à faire un mouvement par lequel l'extrémité antérieure du pied est mise par force dans la direction de ses faces interne et inférieure, de façon à faire ressortir la tête de l'astragale, et, une fois ce résultat obtenu, rien de plus facile que de diviser les ligaments qui unissent les os.

Maintenant, pour que l'opération soit bien faite, toutes les parties molles embrassées par l'incision du premier temps doivent être préservées, et les vaisseaux sanguins qui passent au côté interne de l'articulation doivent être respectés; pour cela, le chirurgien doit extraire le calcanéum en le *réséquant* (2), ce qui est très-difficile. Le tendon d'Achille et toutes les autres parties doivent être coupées le plus près possible de l'os.

Le chirurgien ne doit jamais s'attendre à faire cette opération comme il fait celle de Chopart.

Ce procédé fut choisi par M. Nélaton; il désirait que le même *modus faciendi* servît pour la désarticulation tibio-tarsienne, mais en conservant un lambeau plus petit, dans le cas où l'on ne trouverait pas l'astragale complétement sain, alors les deux malléoles seraient enlevées. Ces deux opérations au-dessous ou au-dessus de l'astragale diffèrent par la longueur du membre restant, différence de 1 pouce environ.

Pour l'opération, le malade, couché sur le dos, fut placé sur la table d'opération; un aide tirait en haut la peau de la jambe, et un autre comprimait l'artère dans l'aine, car je n'ai jamais vu le tourniquet employé à Paris dans les amputa-

---

(1) Dans le texte original, on trouve *obliquely across*, obliquement en travers; je supprime le mot *obliquely*, car M. Nélaton coupe seulement la plante en travers. Voyez la discussion de la note du Dr Dolbeau, chirurgien distingué des hôpitaux.

(2) Ce mot est en italique dans le texte anglais; il est probable que l'auteur aura voulu dire disséquant de près, car il n'est pas nécessaire de faire de résection analogue à celle de l'opération de Pirogoff.

tions (1); M. Nélaton tenait l'extrémité du pied dans sa main gauche. L'opération ne fut pas longue, car le chirurgien ne perd pas beaucoup de temps lorsqu'il avance à chaque mouvement qu'il fait.

Dans ce cas, comme dans les autres, pendant la cicatrisation de la plaie, durant la première semaine de l'opération, la gaîne du *tibialis anticus* (2) s'enflamma et un abcès se forma; peu de jours après ce fut un autre qui se forma au talon, ou du moins qui s'y ouvrit.

En six semaines, la plaie fut entièrement cicatrisée, et le malade retourna chez lui.

Le moignon était rond et bien formé; la pression n'y causait pas de douleur. La surface inférieure de l'astragale n'est pas régulière, mais elle le devient par degrés; en même temps les saillies, dont on pourrait craindre de mauvais résultats, disparaissent en cet endroit.

Le raccourcissement, mesuré par la différence des deux membres, n'était que de 4 cinquièmes de pouce, et, en admettant qu'il pût y avoir un peu d'enfoncement par suite de la marche, il ne pourrait jamais dépasser 1 pouce en tout. On peut du reste remédier à ce raccourcissement par le soulier.

OBSERVATION III.

(Hôpital Saint-Antoine. — M. Adolphe Richard.)

Amputation sous-astragalienne pratiquée par M. Adolphe Richard, à l'hôpital Saint-Antoine, le 5 juillet 1854 (lambeau latéral interne sous-plantaire et talonnier). Cicatrisation complète un mois après; pas d'accidents consécutifs; déambulation très-facile. Résultat admirable. État du moignon en 1859, anatomie pathologique.

Du....., né à Chantilly (Oise), employé de l'Assistance publique, âgé de 45 ans, est d'une bonne constitution, d'une haute stature et n'a jamais eu de maladies très-graves.

---

(1) Dans les hôpitaux de Paris, il y a toujours un luxe d'aides intelligents, qui valent toujours mieux que les appareils, excepté dans un cas seulement, selon le professeur Malgaigne : c'est la réduction d'une luxation, où les moufles sont préférables.

(2) Jambier antérieur.

Il a été soldat pendant sept ans. De 1833 à 1837, il fit plusieurs campagnes en Algérie. Après avoir fait des marches forcées et couché *sub tegmine Jovis*, il eut des rhumatismes. Pendant son séjour en Afrique, D..... eut à se plaindre légèrement de Bellone, plus gravement de Vénus. Une balle morte lui atteignit le tibia droit et fut cause de la formation d'un séquestre et d'une légère exfoliation de cet os. On voit encore aujourd'hui les cicatrices de fistules anciennes à la partie antérieure de la jambe, suite du travail d'élimination du séquestre. L'ouverture de ces fistules est obturée par des productions cornées, blanches, analogues à ce que l'on voit aux jambes de tous les chevaux à l'état physiologique. Ces productions cornées, assez saillantes, se détachent de temps en temps, soit à la suite de bains, soit avec les ongles. M. Richet, me dit le malade, a dû en examiner plusieurs chez lui au microscope. Je regrette de ne pas savoir le résultat de l'examen de ce savant chirurgien. J'ajouterai que la différence qui existe avec les productions cornées des chevaux est que pour ces dernières, elles sont mobiles avec la peau qui les supporte et d'une couleur grise; chez notre malade, elles adhèrent à la peau qui est immobile autour des cicatrices fixées sur le tibia. Lorsque ces cornes tombent, il n'y a aucune humidité subjacente. Je demande pardon à mes lecteurs de ces détails minutieux et un peu hors de mon sujet (1).

La cruelle Vénus avait marqué son passage sur les tibias par de nombreuses exostoses. Il n'y eut du reste rien à la gorge, et le système osseux seul fut atteint.

Depuis cette époque, la santé générale a été bonne, et la diathèse a pour ainsi dire disparu ou plutôt est à l'état latent. Rien de remarquable n'est à noter depuis cette époque jusqu'en 1850. Alors D..... éprouve des douleurs dans la région calcanéenne droite. Peu de temps après, on remarque du gonflement. La marche, devenue plus pénible de jour en jour, oblige enfin D..... à cesser tout travail au commencement de l'année 1854.

Le 10 janvier, D..... garde le lit chez lui, et le 3 février suivant, il entre définitivement à l'hôpital Saint-Antoine, salle Saint-François, service de M. Chassaignac, qui prescrivit des injections iodées. L'état reste stationnaire, et le malade, outre les injections d'iode, est obligé de faire des injections simples, répétées souvent, pour déterger le clapier et favoriser la sortie du pus par les fistules.

---

(1) J'ai le regret de n'avoir pas pu consulter le travail de M. Hesel, inséré dans *Œsterreichische Zeitschrift*, 1858, n° 49; le travail est intitulé *des Cornes cutanées*. Il aurait peut-être éclairci ce que je viens d'indiquer comme simple remarque.

Dans le courant de 1854, il y eut un peu de gonflement au tibia droit, et M. Nélaton enleva, quelque temps après, un nouveau séquestre de cet os. Les mouvements de flexion et d'extension de l'astragale étaient conservés dans leur intégrité. Au pied, le calcanéum seul était malade. Le pied ne pouvait être posé par terre sans des douleurs atroces, la suppuration était abondante.

Le tibia était malade, il est vrai, mais très-superficiellement. Le pronostic porté par M. Nélaton s'est réalisé de point en point. Cinq ans après l'amputation partielle du pied et l'extraction du séquestre du tibia, cette jambe, autrefois malade, fonctionne maintenant aussi bien que l'autre : aucun phénomène morbide n'a paru depuis cinq ans, il ne reste à la peau que des cicatrices adhérentes au tibia et recouvertes d'opercules cornés que j'ai indiqués plus haut (1).

Il fallait débarrasser D..... de son calcanéum, car la grande suppuration compromettait la santé générale. Quelle opération devait-on faire ? Après ample examen des parties voisines du calcanéum, après s'être assuré que l'astragale était sain, M. Richard, chirurgien par intérim, se décida pour l'amputation sous-astragalienne, et choisit le procédé de J. Roux, c'est-à-dire le lambeau interne, sous-plantaire et talonnier. L'opération fut faite le 5 juillet 1854. M. Adolphe Richard suivit le manuel opératoire indiqué par M. Nélaton (2); il serait fastidieux de le répéter dans chaque observation.

Le pédicule du lambeau était large, il comprenait toute la face interne de la région du cou-de-pied (voir la planche II). Le lambeau était plus que suffisant pour recouvrir l'astragale et principalement la tête de cet os. J'ai oublié d'indiquer qu'avant de faire l'opération, M. Richard avait consulté M. Nélaton qui fut d'avis de faire l'amputation susdite et non celle au tiers inférieur de la jambe.

Au bout de seize jours, la cicatrisation marchait rapidement vers sa terminaison. Il n'y eut aucun accident à noter, et le malade, au commencement d'août, se promenait déjà dans la salle avec des béquilles. D...... n'était donc plus obligé de garder le lit un mois après l'opération. Il ne remplaça cependant ses béquilles contre un béquillon qu'en novembre 1854, sur la recommandation de M. Richard, afin que la cicatrice fût assez solide pour braver toutes les bottines et permettre à cet homme de reprendre ses pénibles travaux.

État du moignon en janvier 1859. Le moignon est un des plus beaux que j'ai vu après cette amputation; sa forme est admirable; je l'ai fait dessiner par M. Léveillé, dont tous les médecins connaissent le talent. J'espère donner à mes lec-

---

(1) Voyez planche II, fig. 1, n° 7.

(2) Voir plus haut la description de la modification de M. Nélaton.

teurs une épreuve qui parlera mieux à leurs yeux que ne pourrait le faire ma description.

Le moignon est renflé à sa base comme le pied d'un éléphant; il porte sur la semelle de la bottine par toute sa surface et non sur sa partie antérieure, comme le pensent certains chirurgiens.

La gouttière transversale et inférieure qui se trouve au-dessous du col de l'astragale n'est appréciable ni à la vue, ni au toucher. Il est donc vrai, comme l'a dit M. le professeur Nélaton, que la nature comble cette lacune osseuse, qu'enfin il se forme du tissu fibreux. Ce résultat a été obtenu chez un homme de 45 ans; que serait-ce donc si les annales de la science avaient à enregistrer cette amputation chez un enfant (1), comme cela a eu lieu pour la tibio-tarsienne?

L'intégrité des mouvements de l'astragale est parfaitement conservée, ce qui n'est pas indifférent pour la marche; car ce qui n'a pas encore été noté par les auteurs et ce qui est à craindre à la suite des plaies d'armes à feu ou des fusées purulentes, c'est une ankylose dans l'extension, comme cela est arrivé chez le caporal de M. Leroy.

L'ankylose même, dans la position normale, serait encore une difficulté pour la marche, car tout le monde sait que la tête de l'astragale descend plus bas que le reste de l'os; s'il y avait ankylose dans cette position et si le lambeau était antéro-interne (2), la marche serait pénible et la cicatrice pourrait se déchirer.

Ce malade, opéré depuis près de cinq ans, prétend encore sentir ses orteils, surtout pendant les temps froids de l'hiver; il m'a dit qu'il sentait de temps en temps un cor qu'il avait jadis au petit orteil du pied droit. Ap..... Ch....., opérée par M. Malgaigne, et Escarbassier, opéré par M. Dolbeau, ont éprouvé les mêmes pseudo-sensations aux orteils absents (3).

M. Malgaigne, qui n'a pas dédaigné de traiter de l'art du pédicure dans son *Traité de médecine opératoire*, ce que M. Jules Guérin lui a reproché à tort à l'Académie, m'autorise à parler d'un fait ordinaire chez ceux qui ont subi des am-

---

(1) Syme a fait l'amputation tibio-tarsienne pour une tumeur érectile du pied chez un enfant de 5 mois.

(2) Voir l'observation de D...., amputé devant Sébastopol.

(3) M. Arlaud, thèse de Montpellier, 1848, cite le cas curieux d'un forçat opéré par M. J. Roux dans l'article tibio-tarsien; ce malade prétendait éprouver des douleurs dans le moignon chaque fois qu'il urinait. Que la physiologie nous explique la sympathie du canal de l'urèthre avec les nerfs du cou-de-pied.

putations partielles du pied. Un durillon assez considérable se forme en avant du moignon et au voisinage de la cicatrice, à sa partie antérieure. Cela tient probablement à la pression de cette partie du moignon sur le pseudo-avant-pied de la chaussure pendant la déambulation. Il serait bon de ne pas faire toucher le moignon par cet avant-pied artificiel en y interposant un petit coussinet placé verticalement (1). Comme traitement palliatif, j'ai conseillé à D..... de faire couper de temps en temps ce durillon et de prendre des bains alcalins pour ramollir et détacher cette masse épidermique; car, si les amputés ont un pied d'éléphant, il faut éviter que l'épiderme de leur moignon ne ressemble à celui de ce pachyderme.

Mensuration. La différence de longueur avec l'autre membre est de 0,028.

La longueur totale de la cicatrice est 0,16. Elle est placée profondément et forme une espèce de sillon que j'attribue à l'ampleur du lambeau. La cicatrice commence à deux travers de doigt en avant de la malléole interne, descend presque verticalement (0,02), puis devient horizontale, pour contourner le moignon en avant de la tête astragalienne, parcourt la face externe du moignon, passe sous la malléole péronière; un peu en arrière, la cicatrice devient ascendante et mesure 0,025 dans cette direction, pour s'arrêter près du tendon d'Achille.

Au point le plus bas, la cicatrice se trouve à 0,015 de distance de la surface de pression, par conséquent tout à fait au-dessus de la base de sustentation; bonne condition pour la marche.

Le pédicule du lambeau est large, bien nourri, et occupe toute la face interne et le tiers postérieur de la région du cou-de-pied.

J'ai dit qu'en avant de la malléole interne, la cicatrice était presque verticale (0,02) (2), il n'en est pas toujours de même. M. Nélaton m'a fait remarquer le moignon d'Escarbassier, amputé par M. Dolbeau, selon ses indications; chez ce malade, la cicatrice est horizontale dans toute son étendue. J'ai cru faire cette petite remarque, pour que l'on ne puisse pas croire que le moignon de D..... soit le type que j'appellerai *normal.*

---

(1) Je crois que le contact médiat ou immédiat du pseudo-avant-pied est utile pour opérer le mouvement de projection du moignon pendant la déambulation. Je parle maintenant de la marche avec des bottines ordinaires : si l'on ajoute des tuteurs latéraux, le pseudo-avant-pied peut être placé à distance de la partie antérieure du moignon.

(2) Voir la planche II, fig. 1.

Face inférieure du moignon ou base de sustentation (planche II, fig. 3).

Le diamètre antéro-postérieur est de 0,082; le diamètre transversal est de 0,065.

Le plan de cette face inférieure est parfaitement horizontal.

Le résultat de cette amputation est un des plus remarquables à enregistrer; la déambulation a été toujours très-facile depuis cinq ans; le malade a toujours travaillé depuis cette époque, et il va sans fatigue de Vincennes à la barrière de l'Étoile.

Anatomie pathologique.

J'ai fait représenter (pl. II, fig. 4) le calcanéum de cet homme; le dessin représente la face externe comme la plus intéressante; le poids de l'os n'a pas notablement diminué; le calcanéum était atteint de périostite, que je crois de nature syphilitique (1). L'os est décortiqué de son tissu compacte, excepté à l'endroit des facettes articulaires. La face externe du calcanéum est armée de stalactites en forme d'aiguilles qui sont toutes perpendiculaires à l'os; on en voit de moins longues à la partie inférieure du calcanéum. Ces stalactites en pointes étaient probablement la cause des douleurs atroces qu'accusait le malade lorsqu'il posait le pied par terre. A certains endroits, le tissu spongieux paraît être raréfié; on remarque deux cavités de 0,01 de diamètre, et de 0,005 de profondeur; d'autres cavités sont bien plus petites, et le plus grand nombre ne laissent passer qu'avec peine un stylet très-fin, de sorte que l'os a l'air d'être recouvert d'une fine dentelle à dessin irrégulier; les aréoles du tissu spongieux sont très-apparentes.

J'ai dû ne pas m'en rapporter à mes faibles connaissances en fait d'anatomie pathologique; j'ai consulté M. Verneuil, qui m'a assuré que ce n'était pas l'ostéite raréfiante de Gerdy (carie), mais bien une périostite. Les stalactites que j'ai indiquées ne sont que des ostéophytes implantés sur le tissu spongieux du calcanéum, et produits par la lame profonde du périoste.

Cette observation *post amputationem* a été recueillie par moi, au moyen de renseignements que M. Richard a bien voulu me com-

---

(1) M. Ricord dit que cette maladie est plus rare qu'on ne pense, et ajoute que c'est plutôt à une ostéite superficielle que sont dus les décollements du périoste (*Maladies vénériennes*, p. 651 ; 1839).

muniquer. J'ai eu le bonheur de retrouver le malade cinq ans après l'opération, ce qui m'a donné l'occasion d'étudier la physiologie de la marche chez cet amputé. C'est encore, au moment où j'écris, le résultat connu le plus éloigné de l'époque de l'opération.

D....., homme fort intelligent et habitué au langage médical, m'a donné les principaux renseignements sur les suites de son opération, et m'a confié son calcanéum, que j'ai fait dessiner.

Au moment où j'ai examiné cet homme, il avait un eczéma aigu de la jambe, qui a cédé facilement au traitement de M. Hardy, mon maître. La tisane purgative, les cataplasmes de fécule de pomme de terre, et les bains d'amidon que je lui ai prescrits, l'ont débarrassé de son eczéma. Cette maladie avait été occasionnée par un appareil assez défectueux en forme de guêtre munie de 18 œillets; la jambe se trouvait emprisonnée jusqu'au genou dans cet appareil rempli de ouate et de compresses. Ce luxe de précautions n'est d'aucun secours pour la marche, puisque D..... marche parfaitement avec son moignon entièrement nu. D..... m'a dit qu'il enveloppait ainsi sa jambe, parce qu'il avait toujours plus froid au membre amputé qu'à l'autre. Mon examen avait eu lieu pendant l'hiver.

Cette *observation* est plus instructive que si elle avait été rédigée, jour par jour, jusqu'à la sortie du malade. On aurait inscrit classiquement les mille détails qui précèdent ou suivent une amputation, sans faire connaître le résultat définitif, qui doit toujours nous faire admettre ou rejeter une opération.

OBSERVATION IV.

(Service de M. le professeur Nélaton, opération de M. Dolbeau.)

Amputation sous-astragalienne pour une carie des os du tarse en février 1856; déambulation facile jusqu'en 1859, époque à laquelle le malade rentre à l'hôpital pour une tumeur du genou de l'autre membre. État du moignon à cette époque (1).

E....., fondeur, né à Beliac, département du Cantal, était entré à l'hôpital des Cliniques pour une carie des os du tarse droit. Il suivit un traitement médico-chirurgical pendant quatre mois sans éprouver d'amélioration. M. Nélaton se décida à pratiquer l'amputation sous-astragalienne d'après le procédé de J. Roux; le professeur, étant indisposé le jour de l'opération, en chargea M. Dolbeau, actuellement chirurgien des hôpitaux. Je n'insisterai pas sur le manuel opératoire, qui ne serait qu'une fastidieuse répétition; la cicatrisation était presque complète un mois et demi après l'opération. L'amputation avait été faite depuis trois mois, lorsque le malade sortit de l'hôpital avec des béquilles. Il restait au moignon une petite fistule, qui ne tarda pas à se cicatriser. Le malade quitta ses béquilles (l'une après l'autre) quelques jours après sa sortie de l'hôpital. Il eut d'abord quelques soubresauts du membre; la sensation des orteils absents existe toujours chez cet homme : cette remarque a été faite après les amputations de D..... et d'Ap..... C.....; de plus E..... se plaint de sentir une température plus basse à la jambe amputée (voir l'observation de Du.....).

Nous avons vu ce malade à la Clinique en février 1859, trois ans après l'opération: le moignon de cet homme est aussi beau que possible, la différence de hauteur avec l'autre membre est de 0,025; les mouvements de l'articulation tibio-tarsienne sont conservés. Le moignon repose par toute sa face inférieure sur la semelle du soulier; la configuration du moignon offre un renflement régulier, bien arrondi. La cicatrice forme une ligne courbe, partout en dehors de la base de sustentation, en avant et sur les côtés de l'astragale. Si l'on explore l'astragale, il est impossible de trouver aucune des saillies normales, du tissu fibreux s'est formé et a fait disparaître les différences de niveau de la face inférieure de cet os. L'astragale repose sur l'épaisse peau du talon.

---

(1) M. Eugène Nélaton m'avait communiqué cette observation, que j'ai égarée; j'ai été obligé de la relater d'après mes souvenirs et l'examen du malade.

Cet homme marche bien, il fait une lieue à une lieue et demie sans fatigue, il a toujours continué sa rude profession de fondeur; dernièrement ce malade est rentré à la Clinique pour une tumeur du genou de son membre intact. Cette observation est d'autant plus intéressante que son membre amputé était obligé de suppléer à l'insuffisance de l'autre; il n'y a pas eu de récidive, pas d'excoration depuis trois ans, malgré la mauvaise constitution du malade.

Le moignon de cet homme peut être regardé comme normal, la cicatrice est horizontale dans toute son étendue; c'est un des plus beaux résultats obtenus avec cette opération. Cette amputation, faite par le savant chirurgien du Bureau central, M. Dolbeau, a permis à ce pauvre malade de vivre de son travail pendant trois ans.

La constitution scrofuleuse est malheureusement la cause d'une autre maladie au genou de l'autre jambe; espérons qu'il guérira sans opération.

Méthode à un lambeau.

Procédé latéral externe de M. Baudens. J'extrais ce qui va suivre du journal de Rognetta (1) : 1er *temps*. Deux incisions ont été d'abord pratiquées; elles étaient transversales et parallèles entre elles, la première à 0,03 ou 0,04 de l'extrémité du talon, l'autre au niveau du cinquième métatassien (0,15 à 0,18 de la première). Cette dernière incision était circulaire en passant sous et sur le pied (2).

Une autre incision réunissait les deux précédentes, en suivant le côté interne du pied (3).

2e *temps*, dissection du lambeau.

3e *temps*, section des ligaments et de la tête astragalienne.

Rognetta compare ce lambeau à un étrier arabe; puis, chose incompréhensible, cet auteur dit, en s'excusant de l'avoir oublié, que

---

(1) *Annales de thérapeutique*, janvier 1848, p. 384.

(2) Comme pour le procédé de M. Sédillot (voir ce procédé).

(3) Cette incision est l'inverse de celle de M. Sédillot, dont l'incision latérale est au côté externe.

l'astragale et une malléole ont été trouvés mobiles, ce qui a obligé M. Baudens de faire l'ablation de cet os et la résection des malléoles. Deux semaines après l'opération, guérison avec gangrène du lambeau.

L'ablation d'une partie de l'astragale constitue elle-même une condition adoptable, dans le cas où la maladie ne s'étend pas jusque-là ; on a l'avantage de conserver les malléoles, et une surface large et solide pour la marche sur l'extrémité du moignon.

Nous sommes de l'avis de Rognetta pour la conservation du corps de l'astragale dans la mortaise : il faut un lambeau bien moins considérable; mais nous n'admettons pas son *étrier arabe*. Je crois que, dans ce cas, le capuchon talonnier de Syme recouvrirait parfaitement l'os, serait préférable à l'opération de Pirogoff, qui conserve une partie du calcanéum. Le lambeau latéral externe ne peut être comparé au lambeau latéral interne ; le premier doit donc être rejeté, quand on a le choix.

Procédé de Sédillot modifié par Isnard (amputation tibio-tarsienne). M. Sédillot modifia ainsi le procédé de J. Roux, en 1847, sur un malade qu'il opéra à Strasbourg : une première incision, comprenant la demi-circonférence antérieure du pied, fut pratiquée à trois travers de doigt environ en avant des malléoles. Une deuxième incision, partie de l'extrémité inférieure externe de la première, fut conduite transversalement sous la malléole péronière jusqu'au bord interne du tendon d'Achille, qui fut *divisé*. La désarticulation tibio-tarsienne fut faite à l'ordinaire. Le professeur de Strasbourg appelle son procédé *à lambeau quadrilatère interne sous-plantaire* (1).

M. Isnard (2) a modifié ce procédé en faisant une incision circulaire du pied dans un plan vertical comme Syme; seulement il ajoute

---

(1) Sédillot, *Médecine opératoire*, 2e édition, t. I, p. 436.

(2) *Aide-mémoire de l'opérateur*, p. 338; Paris, 1849

l'incision qui s'étend du tendon d'Achille horizontalement, à la rencontre de l'incision circulaire, en côtoyant le bord externe du pied.

J'ai pratiqué l'amputation sous-astragalienne en me servant de ce procédé très-facile; on est cependant obligé de réséquer les angles du tégument après l'opération, pour rendre le lambeau plus régulier.

Je crois que l'on peut appliquer ce procédé à l'amputation sous-astragalienne, il est facile à exécuter. On peut arriver au même résultat qu'avec l'incision en raquette. Je ferai observer cependant que M. le professeur Sédillot coupe transversalement le tendon d'Achille et ne ménage pas l'expansion fibreuse plantaire, sur laquelle insiste avec raison M. J. Roux.

L'incision circulaire est analogue à celle de Syme. L'incision horizontale rend ce procédé semblable à celui de J. Roux; seulement les angles ne sont pas arrondis, il faut les réséquer. Je propose toutefois de se servir de ce procédé, mais en ménageant la toile aponévrotique et en donnant au lambeau plus d'ampleur que pour la tibio-tarsienne.

Appréciation des différents procédés.

Des observations que j'ai relatées, il résulte que l'on ne doit employer pour cette opération que les procédés à lambeau latéral interne, qui conservent non-seulement les vaisseaux et nerfs les plus importants, mais encore la peau épaisse de la plante.

Malheureusement l'état pathologique ne permet pas toujours de choisir parmi les meilleurs procédés; souvent les lésions pathologiques ne laissent intacts que les deux lambeaux latéraux ou le lambeau dorsal. Le chirurgien est alors prévenu des accidents inhérents à ces procédés que j'appelle *procédés de nécessité.*

Dans le procédé de M. de Lignerolles, on a le désavantage de laisser la cicatrice au centre du plan de sustentation. Mme Reid, opérée par le Dr Traill, marchait néanmoins bien sur sa cicatrice.

Empressons-nous d'ajouter que le chirurgien écossais avait taillé deux lambeaux *inégaux*, de sorte que la cicatrice se trouvait déplacée et n'occupait plus le milieu de la surface de pression.

Que dirai-je du lambeau dorsal qui n'ait été indiqué pour la tibio-tarsienne? Ce lambeau en forme de guêtre est mal nourri par la pédieuse; il ne ménage pas les gaînes tendineuses dorsales, comme l'avait cru M. Robert. Ce lambeau est toujours trop court et trop large. On peut facilement le rendre plus étroit, mais sa longueur est toujours insuffisante pour l'amputation sous-astragalienne; il recouvre mal l'astragale, sa gangrène est imminente. Ce procédé pourrait rendre des services, lorsque l'on résèque la tête de l'astragale.

Je sais que la peau peut se modifier, l'épiderme peut acquérir la même épaisseur qu'à la plante; l'exemple des individus qui ont des pieds bots nous en offre des exemples vivants. La longue durée qu'il faut à la peau pour se modifier, la formation de bourses muqueuses sous-cutanées, nous feront toujours hésiter à employer ce procédé, malgré l'observation de Mme Manne, qui a parfaitement marché avec une cicatrice de toutes pièces, et le beau résultat de la jeune fille opérée par M. Maisonneuve, qui marchait facilement, quatre ans après l'amputation, sur son lambeau trop court, qui heureusement ne s'était pas gangrené.

La seule opération avec *lambeau latéral externe* de M. Baudens ne nous permet pas de juger cette question par des faits. L'observation, rédigée d'une manière assez obscure par Rognetta, ne nous donne pas beaucoup de renseignements. Si nous nous permettons d'étudier théoriquement par des notions anatomiques les résultats possibles, nous dirons que la péronière est loin d'alimenter cet étrier turc, comme le fait la tibiale postérieure, qui est la nourrice naturelle de la peau et des muscles plantaires.

Le danger de gangrène nous fera rejeter ce procédé, que nous rangeons parmi les procédés de nécessité.

Le procédé à *lambeau latéral antéro-interne,* imaginé par M. Leroy, sous le feu de Sébastopol, ne peut pas être jugé d'une manière définitive. L'observation de M. L'honneux n'indique pas le procédé employé. L'examen de l'amputé à la Société de chirurgie (1) a démontré aux savants membres qui y assistaient ce jour-là que le caporal D..... n'avait pas été opéré par le procédé latéral interne pur ; c'était une modification antéro-interne. C'est le seul amputé qui ne nous offre pas de succès complet. Ce soldat a survécu à tous les accidents qui sévissaient alors en Crimée ; la plaie s'est cicatrisée, mais la marche est pénible et douloureuse. Doit-on attribuer au procédé le résultat incomplet ? Je suis fâché d'être en désaccord avec de savants chirurgiens, je pense que la déambulation pénible vient tout simplement de l'ankylose de ce militaire. Cette ankylose n'a rien d'extraordinaire à la suite de plaie d'arme à feu. Marjolin disait à la Faculté de Médecine, en 1836, qu'il survenait souvent une roideur ou une ankylose de l'articulation voisine d'une plaie d'arme à feu. M. Pirogoff, l'illustre chirurgien russe, a noté ce fait dans sa campagne du Caucase. Les nécessités de la guerre n'ont pas permis de remédier à cet accident. Si le caporal D..... avait eu un appareil contentif pendant l'inflammation des gaînes tendineuses, l'ankylose aurait eu lieu dans la flexion forcée, ce qui n'obligerait pas cet homme à marcher sur la tête de l'astragale, presque sur la cicatrice, qui a l'inconvénient de se déchirer.

En résumé, je crois que la plaie par arme à feu a été plus nuisible que le lambeau antéro-interne. Ne trouvant dans la science qu'une opération, nous somme obligé, jusqu'à plus ample informé, de classer ce procédé avec les précédents, que je qualifie de *procédés de nécessité.*

Passons maintenant aux procédés que le chirurgien devra employer, lorsque les lésions pathologiques le permettront.

---

(1) Séance du 4 mars 1857.

Procédés classiques.

Ces procédés, qui tous conservent un *lambeau latéral interne*, sont au nombre de trois, savoir :

1° Le procédé de M. Malgaigne,

2° Celui de M. Nélaton (1),

3° Celui de M. Verneuil.

Ces trois procédés conservent une partie plus ou moins grande de la peau plantaire.

Procédé de M. Malgaigne. Le lambeau latéral interne de ce professeur donne un assez bon résultat ; cependant il a moins d'ampleur que le lambeau de J. Roux, de Toulon. Il a l'inconvénient de couper le tendon d'Achille en travers, au niveau de la face supérieure du calcanéum ; je n'ai pas besoin d'insister de nouveau sur l'avantage de conserver l'expansion aponévrotique de ce tendon. Le sommet du lambeau n'a que 4 à 6 centimètres.

On a prétendu que l'artère tibiale postérieure pouvait être lésée par ce procédé ; cet accident n'est jamais arrivé, et peut être très-bien évité avec un peu d'attention.

La désarticulation par le procédé de M. Malgaigne ne se fait pas aussi rapidement que par le procédé de M. Verneuil.

Le point capital, en ce qui concerne le lambeau de M. Malgaigne, c'est que l'on ne conserve que la moitié ou les deux tiers de la peau plantaire, tandis que par le procédé de M. Nélaton, on conserve tout entière la peau sous-tarsienne.

En résumé, le procédé de M. le professeur Malgaigne est plus facile

---

(1) Je crois devoir laisser ici le nom du savant professeur, quoiqu'il ait refusé la paternité d'un procédé ; si j'inscrivais le nom de J. Roux, il pourrait arriver une confusion que je cherche à éviter.

à exécuter que les autres. Il a été le point de départ des modifications (de MM. Nélaton et Verneuil) basées sur l'excellent procédé du chirurgien de Toulon pour la tibio-tarsienne.

Procédés de MM. Verneuil et Nélaton. Ces deux savants chirurgiens ont publié le manuel opératoire de cette opération à peu près à la même époque. La seule différence entre les deux variétés du procédé de J. Roux est que M. Verneuil incise la peau plantaire *obliquement*, et M. Nélaton *transversalement*. Ces deux procédés sont les meilleurs à employer, et donnent des résultats à peu près semblables.

J'ai dit plus haut que M. Verneuil est le premier qui a insisté *spécialement* sur l'attaque du ligament interosseux par le côté externe. Son procédé a été publié en 1852 par le Dr Bourdette dans sa thèse. Disons cependant que Lisfranc, en 1846, et M. Maisonneuve, en 1849 (*Gazette des hôpitaux*), ont coupé ce ligament par le côté externe.

Ces chirurgiens n'ont pas insisté suffisamment sur les avantages de cette manière d'opérer, qui facilite considérablement l'amputation. Le lambeau plantaire de M. Verneuil a une forme un peu concave pour s'adapter sur le petit lambeau dorsal (non disséqué, mais dessiné). Cette disposition occasionne une légère sinuosité dans la direction de la cicatrice. Avec le procédé de M. Nélaton, la cicatrice est dans tout son trajet horizontale et parallèle au plan de sustentation.

Ces deux variétés du procédé de J. Roux sont le *nec plus ultra* opératoire de l'amputation sous-astragalienne; lorsqu'ils peuvent être appliqués, il n'est pas permis d'en choisir d'autres.

Le procédé de M. Sédillot que je propose, en le modifiant pour la section du tendon d'Achille, peut donner un bon résultat. Il n'a jamais été appliqué sur le vivant pour l'amputation sous-astragalienne.

Accidents immédiats ou consécutifs.

Les accidents qui peuvent compliquer cette amputation sont les mêmes que pour toutes les amputations du pied : le tétanos, l'infection purulente, les fusées des gaînes tendineuses, l'ostéite consécutive, l'ankylose. Des hémorrhagies immédiates ou consécutives de diverses sortes, artérielles, veineuses, en nappe (surtout chez les sujets scrofuleux à sang peu plastique) (1), peuvent se montrer pendant ou après cette opération.

La *gangrène* du lambeau peut aussi être une complication fâcheuse (2). Lisfranc disait que l'on pouvait tenter, dans les cas urgents, une amputation sans espérer de lambeau ; il en a donné des observations. Mme Manne, qui a pu marcher sur sa cicatrice de toute pièce, est un cas à ajouter à ceux de Lisfranc. Je rentrerais dans les complications de toutes les opérations, si j'indiquais la phlébite, les abcès, la pourriture d'hôpital, etc., et enfin la récidive des affections organiques.

Un accident important à noter serait, selon M. Verneuil, la douleur du moignon occasionnée par la pression des nerfs entre l'os et le sol. On avait déjà indiqué des douleurs après les amputations en général (3), mais on faisait jouer un trop grand rôle aux transitions de froid et de chaud ; je trouve cette dernière interprétation un peu problématique en ce qui regarde la névrite *post amputationem*.

La première observation de tumeur ganglionnaire nerveuse, à la suite d'amputations dont on a une description anatomo-patholo-

---

(1) Voir dans ce mémoire l'observation d'Ap..... C.....

(2) Voir les observations de Mme Manne, à Paris, et de Mme Reid, en Écosse, dans ce mémoire ; cet accident n'arrive que par les procédés de nécessité.

(3) Voir article *Amputation* (Dictionnaire en 15 vol.), par Blandin.

gique sérieuse, est celle du Dr Dumville (1). Ce chirurgien fit une opération secondaire, douze ans après la première opération, pour des tumeurs qui occupaient les nerfs médian, cubital et musculo-cutané. Le moignon était conique, et les douleurs qu'éprouvaient le malade lui avaient fait perdre la raison. La nouvelle amputation fit cesser les douleurs comme par enchantement, et la raison reprit son empire.

Ne serait-ce pas pour des douleurs atroces semblables, plutôt que pour l'excoriation de la cicatrice, que les journaux ont enregistré ce tableau affligeant d'individus amputés au-dessus des malléoles ou par la méthode de Chopart, réclamant une nouvelle amputation? Ne serait-ce pas pour le même motif que l'on a vu des *invalides* déchirer leurs cicatrices pour obliger les chirurgiens à les débarrasser d'un membre non-seulement inutile, mais encore douloureux même au contact des basques de l'habit (2)?

Anatomie pathologique des extrémités nerveuses ou ganglions nerveux de Dumville. Cet auteur remarqua que les nerfs vers leur extrémité étaient rouges, augmentés de volume, indurés, et terminés par un renflement olivaire que venait tapisser le névrilème épaissi. Au moment de pénétrer dans les ganglions, les tubes nerveux conservaient leur structure normale. Quant aux ganglions, ils étaient formés d'une matière finement granulée, dans laquelle on découvrait des fibres innombrables d'une finesse, d'une délicatesse extrême, qui s'étendaient dans toutes les directions comme dans une fausse membrane bien organisée (3).

Dans le journal *la Clinique de Montpellier* on trouve d'intéres-

---

(1) *Archives générales de médecine*, 1847, t. XV, p. 99 et 100.

(2) Dans cette discussion burlesque, un plaisant a dit qu'*il valait mieux couper les basques de l'habit que la jambe*. On n'y avait pas pensé !!!

(3) *London med. gaz.*, août 1846.

santes observations de contusion de nerf faite sur des animaux par M. Dubrueilh, de Bordeaux (1). Les résultats obtenus sont semblables à ce que l'on vient de lire sur les renflements olivaires de Dumville. La dernière observation a été communiquée par M. Verneuil à la Société de chirurgie (25 février 1857); il était question du jeune homme de Troyes dont j'ai rapporté l'observation. Ce malade, qui a succombé à la tuberculisation la plus complète doublée de scrofule, fut trouvé à l'hôpital Necker par M. Verneuil, chirurgien par intérim. Ce savant, ne pouvant être utile au malade, a profité de cette occasion pour disséquer le moignon de ce malheureux. Les os étaient profondément altérés; le nerf tibial était renflé comme dans les cas déjà cités; vertical à la jambe, il se coudait à angle droit pour se placer à la surface de section du tibia. Le malade avait été amputé dans les malléoles (2).

Pour avoir un résultat aussi parfait que possible, M. Verneuil a proposé de réséquer 0,01 ou 0,02 des nerfs du lambeau (3).

M. Malgaigne n'a rien vu de semblable chez ses opérés, seulement ce professeur dit que ce point doit être sérieusement considéré (4). M. Richet (5), dans son *Anatomie médico-chirurgicale*, dit que bien souvent on n'observe pas le résultat indiqué par M. Verneuil, c'est-à-dire les vives douleurs pendant la marche. M. Richet ajoute qu'il faut être sobre de résections nerveuses, de peur de voir le lambeau se gangrener.

Un accident consécutif important à noter est l'ankylose qui peut survenir à la suite de cette opération, cette complication redoutable

---

(1) *Clinique de Montpellier*, 1845, p. 154.

(2) M. Verneuil a publié d'autres cas de renflements nerveux enflammés qui ont empêché les malades de se servir de leur moignon.

(3) *Mémoires de la Société de chirurgie*, t. IV, p. 411.

(4) *Anatomie chirurgicale*, 2e édit., p. 850.

(5) *Anatomie médico-chirurgicale*, 1857, p. 996.

pour la déambulation, lorsqu'elle a lieu dans l'extension de l'astragale, comme chez le caporal de M. Leroy, qui marchait sur la tête de cet os.

Cet accident est très-commun à la suite de plaie d'arme à feu; Marjolin l'a indiqué dans son cours de pathologie en 1836, et M. N. Pirogoff dans sa *Relation d'un voyage au Caucase* (1). Voici comment s'exprime ce savant chirurgien militaire : La contracture et l'ankylose survenaient chez les soldats du Caucase à la suite de l'irritation des troncs nerveux et de cicatrices produites par des blessures dans les environs des articulations, ou bien venaient à la suite de l'immobilité prolongée du membre.

PHYSIOLOGIE PATHOLOGIQUE.

De la marche et état du moignon des amputés.

M. Sédillot, professeur à la Faculté de Strasbourg, s'exprime ainsi dans une communication faite à la Société de chirurgie (2) :

« L'amputation sous-astragalienne offre des conditions d'équilibre excellentes, parce que l'axe du corps tombe perpendiculairement sur le centre de l'astragale, qui le transmet directement au sol ; la marche et la station sont parfaitement assurées, et la seule question est de savoir si les inégalités de la face calcanéenne de l'astragale ne fatiguent pas les parties molles sous-jacentes et permettent les pressions répétées qu'entraîne la marche.

« L'expérience semble avoir répondu affirmativement, et de nouveaux faits lèveront, nous l'espérons, tous les doutes. La conservation de l'astragale dans la mortaise péronéo-tibiale semble *a priori* réunir de grands avantages, et je suis disposé à tenter cette opération. »

---

(1) Page 71; Saint-Pétersbourg, 1849 (Bibl. impér., T. 1653).

(2) *Bulletin de la Société de chirurgie,* t. IV, 1853

Je suis en mesure maintenant de compléter ce que disait le savant professeur de Strasbourg en 1853.

De mes observations il résulte que tous les amputés marchent aujourd'hui parfaitement sur leur moignon sans claudication apparente, lorsque le talon de la bottine a été élevé suffisamment suivant l'âge et la stature du malade. La différence de hauteur avec l'autre membre n'a jamais dépassé 2 centimètres et demi pour les amputés de M. Nélaton.

Beaucoup d'auteurs ont été effrayés de la mobilité de l'astragale, et ont cru que cela serait un grand empêchement pour la marche, il n'en est rien; tous les malades que j'ai vus avaient conservé l'intégrité des mouvements de l'article tibio-tarsien et marchaient parfaitement. Un seul malade, D....., caporal du génie, n'a pas pu marcher sans douleur, jusqu'à ce que M. Larrey lui ait fait faire une bottine au Val-de-Grâce. La tête de l'astragale était portée en bas et la cicatrice était douloureuse. Ce malade a une roideur articulaire, ce qui prouve que l'hypothèse des auteurs était mal fondée, et que loin d'être nuisible la flexion de l'astragale est utile en permettant à la surface inférieure de cet os de se poser à plat sur le talon du soulier. Chacun sait que dans l'état normal la face inférieure de l'astragale est dirigée de haut en bas et d'arrière en avant, de manière que, si cette position persistait après l'amputation, l'astragale ne toucherait le sol que par la partie inférieure de sa tête. Au bout de quelque temps, il y a une modification dans la position de cet os, et toute la surface inférieure de l'astragale sert de base de sustentation. L'expérience a donc éclairé cette question de physiologie pathologique de la marche; les chirurgiens qui n'ont pas vu les résultats de cette opération peuvent seuls faire cette objection théorique.

M. Sédillot pose la question de savoir si les inégalités de la face calcanéenne de l'astragale ne fatiguent pas les parties molles sous-jacentes et permettent les pressions réitérées qu'entraîne la marche. Cette question si bien posée est résolue par l'observation des amputés quelque temps après l'amputation : les aspérités de l'os s'effacent, les vides se comblent de tissu fibreux. Je m'explique. A la fin de décembre dernier j'ai examiné le moignon de D....., opéré à l'hôpital Saint-Antoine. La surface inférieure du moignon était plane, et la cavité qui se trouve au-dessous du col de l'astragale était comblée par du tissu fibreux. La base de sustentation portait par toute sa surface sur le sol, l'amputation datait de plus de cinq ans. Cet amputé peut faire impunément 3 lieues par jour. Il en est de même pour E...., opéré par M. Dolbeau depuis trois ans. Ce malade est actuellement rentré à l'hôpital des Cliniques pour une tumeur du genou de l'autre membre. M. Nélaton fit remarquer lui-même que les saillies de l'astragale étaient effacées, et les enfoncements comblés par des productions fibreuses; le moignon était parfaitement arrondi. Cette observation est très-importante, vu que le malade a été jusqu'à présent obligé de suppléer, autant qu'il était possible, par son membre amputé à l'insuffisance du membre intact, mais affecté d'une tumeur blanche du genou. En résumé, son membre amputé lui est plus utile que l'autre.

Malgré l'opinion de M. Legouest qui refuse tout mouvement actif à l'astragale, les tendons des muscles fléchisseurs et extenseurs prennent des attaches sur le moignon et permettent à l'astragale de subir des mouvements de flexion et d'extension. En général il vaut mieux que les mouvements de l'article soient conservés, l'ankylose qui pourrait survenir à la suite d'ostéite consécutive ou d'inflammation des gaînes tendineuses serait nuisible pour la marche, à moins que le chirurgien, pendant le traitement, n'ait le soin de mettre le moignon dans une bottine de gutta-percha qui maintiendrait la flexion forcée. Dans ce cas, il faut savoir que la différence de niveau entre les parties antérieure et postérieure de l'astragale varie entre 0,01 et 0,03 à l'état normal.

On voit par ce qui précède que j'ai une opinion contraire à celle de beaucoup de chirurgiens qui redoutent la mobilité de l'astragale pour soutenir le poids du corps; parmi ces chirurgiens je citerai particulièrement M. Alph. Guérin (1). Ce que j'ai avancé m'a été prouvé par une observation scrupuleuse des amputés que j'ai examinés.

J'ai à réfuter maintenant plusieurs objections de M. Legouest, professeur au Val-de-Grâce. Ce chirurgien redoute la luxation en avant de l'astragale, et il appuie cette idée théorique de considérations assez ingénieuses. M. Legouest (2) pense que dans la flexion forcée de l'astragale le tibia descend en arrière. C'est purement une objection de cabinet, les observations n'ont jamais démontré cette luxation ; il est à présumer, nous l'espérons, que les idées théoriques du professeur du Val-de-Grâce ne se réaliseront pas dans la suite, et que cette opération ne sera pas rejetée de la pratique (3). Empressons-nous d'ajouter que M. Legouest n'est pas aussi opposé qu'il veut bien le dire à cette amputation, car, dans une autre brochure, il regrette de n'avoir pas trouvé la possibilité de faire l'amputation sous-astragalienne à Constantinople (4).

En résumé, je peux dire qu'en général les malades marchent très-bien sur leur moignon. La claudication est même peu apparente avec de mauvaises bottines, comme j'ai eu l'occasion de l'observer. La forme du moignon se modifie singulièrement surtout chez les sujets jeunes. La tête de l'astragale, au bout de deux ans, est moins saillante, comme l'a fait observer M. Nélaton ; les lacunes osseuses se comblent ; enfin la nature semble approprier ce pilon humain aux fonctions qu'il doit remplir. Sa forme a été comparée à celle du pied de l'éléphant : il est impossible de trouver une expression plus juste (5). Tous les malades que j'ai observés avaient conservé l'intégrité des mouvements de l'astragale.

---

(1) *Chirurgie opératoire*, 2e édit., p. 169 ; 1858.

(2) *Études sur les amputations partielles du pied*, p. 26.

(3) *Loc. cit.*, p. 29.

(4) *Des Congélations observées à Constantinople*, p. 30 ; Paris, 1856.

(5) Voir les planches à la fin de ce mémoire.

Dans une opération bien faite, la cicatrice doit toujours être au-dessus du plan de sustentation. Elle entoure le moignon, en partant un peu en avant du bord externe du tendon d'Achille, et doit s'arrêter à deux travers de doigt de la malléole interne. De cette manière, on a un pédicule large, bien nourri, et garni par la toile fibreuse du tendon d'Achille, sur laquelle j'ai tant insisté.

Ce pilon humain peut rendre les mêmes services qu'un pied intact, ce qui constitue une bonne opération.

Il n'est pas au reste sans intérêt, suivant M. Sédillot, de remarquer que la base de sustentation offre alors des conditions plus favorables qu'à la suite de l'amputation médio-tarsienne (1).

Prothèse.

Je ne dirai que quelques mots sur la prothèse de cette amputation. Une simple bottine suffit, pourvu que l'on ait soin d'élever le talon au moyen d'un coussinet intérieur. Si la bottine n'a pas de tiges en cuir épais, et n'est pas bien assujettie au-dessus des malléoles, elle peut faire une révolution autour de la jambe. Pour remédier à cet inconvénient, M. Charrière a fait faire dans ses ateliers une bottine, ou plutôt une carcasse de bottine, ornée d'un pseudo-avant-pied en liége, qui s'articule au moyen de deux tuteurs latéraux en acier. Ces attelles sont maintenues par une espèce de bracelet en cuir, serré au-dessus des malléoles par huit œillets. Ap..... C....., munie de cet appareil peu coûteux, marche parfaitement, et recouvre ce pseudo-pied d'une bottine semblable à celle de la jambe intacte.

Pour les gens de labeur, une espèce de botte cylindrique lacée en avant pourrait suffire, sans cependant masquer la difformité. Je crois qu'un appareil semblable est porté par le forçat opéré dans l'article tibio-tarsien par M. J. Roux, de Toulon.

(1) *Médecine opératoire*, 2e édit., t. I, p. 433

QUELQUES MOTS

SUR

L'EXTIRPATION DU CALCANÉUM.

> Si tout l'os est gasté, comme souvent il advient de l'os du coude de la grève, du rayon et autres tels, il le faut oster entièrement.
>
> (Paul d'Écine, trad. Daleschamps, lib. vi, chap. 77, p. 347; *Chirurgie française*, édit. 1610, in-4°.)
>
> Si, en thérapeutique chirurgicale, l'enthousiasme et la crédulité sont trop souvent funestes, il faut cependant se garder aussi d'un scepticisme outré et ne pas rejeter une opération par la seule raison qu'elle est insolite et incompatible *a priori* avec le raisonnement.
>
> (Verneuil, *Gaz. hebd.*, 1857.)

Les maladies du calcanéum ont été étudiées de toute antiquité. Hippocrate a connu la carie et la nécrose du calcanéum ; pour cette dernière maladie, il dit qu'elle peut durer toute la vie, et même causer la mort ; il indique que les maladies du calcanéum sont lentes à guérir et réclament des soins habiles (1). Dans son livre *des Articulations*, à propos des lésions du calcanéum, le père de la médecine est un peu confus ; il dit : « Dans le cas où, en sautant d'un lieu élevé, on se heurte le talon, de manière que les os éprouvent une diastase, que les veines laissent le sang s'échapper..... ; si des acci-

(1) Hippocrate, édit. Littré, t. III, p. 455.

dents graves surviennent, il est à craindre que le sphacèle s'établissant ne donne à faire pour toute la vie» (1). Les uns ont dit qu'il voulait parler des fractures du calcanéum; les autres, de luxations. N'entrons par dans cette question qui appartient à M. Malgaigne, et mentionnons que, pour son temps, Hippocrate connaissait assez bien la pathologie du calcanéum. Il appliquait le fer, le feu; il faisait des pansements méthodiques, mais il ne songeait pas à enlever le calcanéum en entier.

Depuis Paul d'Égine (2), qui amputait le pied dans la continuité (opération renouvelée dans ces derniers temps par M. Demarquay) (3), la chirurgie du pied fut en partie délaissée. Au moyen âge, on ne s'occupait pas d'extirpation, on amputait avec la hache, le ciseau et le maillet. Fabrice de Hilden extirpa cependant l'astragale; depuis cette époque, on extirpa un os du tarse isolément, ou plusieurs ensemble; mais il n'était pas encore question de l'extirpation complète du calcanéum (4). Beaucoup de malades avaient même subi l'amputation au lieu d'élection pour une carie d'un ou deux os du tarse. Les amputations partielles du pied étaient même si inconnues en Angleterre, en 1814, que M. Roux raconte que, sous le nom d'*amputation partielle du pied,* Ch. Bell (5) décrit une opération qui pourrait être tout aussi bien celle de Chopart ou la tarso-métatarsienne. Les meilleurs chirurgiens de l'Angleterre ne savaient pas faire une amputation partielle du pied en 1814, et M. Roux fut invité à simuler l'opération de Chopart sur le cadavre. Cependant M. Hey pratiqua à cette époque son opération tarso-métatarsienne en réséquant le

---

(1) Hippocrate, édit. Littré, *des Articulations*, p. 325.

(2) *Chirurgie de Paul d'Égine*, édit. Briau, p. 337.

(3) *Gazette des hôpitaux*, 1858, p. 283.

(4) Lisfranc a réséqué la moitié postérieure du calcanéum; Roux, Mayor et Stanski, la moitié antérieure.

(5) *Operative surgery*, 2e édit., p. 28; London, 1814.

premier cunéiforme. Sa première opération fut faite en tâtonnant (1).

Je me suis un peu éloigné de mon sujet ; mais, trouvant l'occasion de parler de l'Angleterre, j'ai éprouvé le besoin de montrer son infériorité, au commencement de ce siècle, en ce qui concerne la chirurgie du pied.

Revenons à l'extirpation du calcanéum. Nous ne savons pas pourquoi M. Martineau Greenhow réclame pour son père l'honneur de cette opération. D'après M. Greenhow, Hancock aurait cependant extirpé le calcanéum, le premier, en Angleterre, le 2 juin 1848. Il est dans une grande erreur, cette extirpation était bien connue de Monteggia, qui l'a pratiquée lui-même.

Traduction. « J'ai fait une fois la désarticulation de *tout le calcanéum* (*di tutto il calcagno*) affecté de carie scrofuleuse. L'opération fut difficile, mais réussit bien, quant à l'affection locale, quoique le malade mourût quelques mois après de *tabe* scrofuleux, par complication d'autres maladies.

« Larrey a vu quelques cas de détachement du calcanéum à la suite de blessure, se terminant par guérison » (2).

L'acte de naissance de l'extirpation du calcanéum est donc inscrit à Milan et non à Londres. Monteggia rapporte franchement que Larrey a vu se détacher le calcanéum à la suite de blessure ; en faisant connaître la guérison, il a peut-être engagé Monteggia à imiter ce qu'une arme aveugle a fait. A Monteggia l'honneur d'avoir pratiqué le premier cette opération, qui est tombée dans l'oubli jusqu'au *mémoire* de M. Greenhow ; ce chirurgien n'a pas même nommé Monteggia (3) !

---

(1) *Voyage à Londres*, p. 338 ; 1814.

(2) *Instituzioni chirurgiche di Monteggia*, 2e édit., t. V, § 637 ; Milano, 1814.

(3) Je proclame le nom de Monteggia, qui a enlevé *tout le calcanéum ;* des

Je suis heureux de rendre à César ce qui lui appartient. Baudens n'a devancé Syme que de quelques années pour la *redécouverte* de la tibio-tarsienne, Monteggia devance Hancock de trente-cinq ans pour l'extirpation du calcanéum.

Avant la série que nous indique M. Greenhow, l'extirpation du calcanéum n'était pas une opération réglée; on enlevait les parties cariées avec la rugine, comme je l'ai indiqué dans une opération de Percy, le feu était employé seul ou suivait la rugination. Delpech, dans sa *Chirurgie clinique* (t. II, p. 479 et 480), nous apprend qu'il enleva deux séquestres du calcanéum chez deux de ses malades. Dans ces cas, la nécrose avait été attaquée avec la gouge. Delpech, enthousiasmé de la formation des *inodules,* nous dit cependant que les fistules persistèrent deux ans après chez ses deux malades.

A la suite de carie du calcanéum, je crois qu'il est préférable de l'enlever entièrement, lorsqu'il ne reste plus que la coque de tissu compacte de l'os, qui, en maintenant les chairs à distance, joue le rôle de corps étrangers, et empêche la formation rapide de tissu fibreux inodulaire.

J'ai vu dernièrement à l'hôpital Saint-Louis un ouvrier qui, en tombant d'un échafaudage, s'était fait une fracture par écrasement du calcanéum; il a un vaste ulcère sous le talon; des fragments d'os sortent de temps en temps avec le pus, causent des douleurs atroces. Le malade réussit cependant à marcher sur le bout du pied.

L'extirpation *de ce qui reste* du calcanéum aurait, j'en suis sûr, abrégé la maladie de cet homme, en faisant immédiatement ce que la nature mettra plusieurs années à faire, malheureusement pour le malade qui souffre depuis un an.

Peut-on objecter que les malades ne peuvent pas marcher après cette opération? Le principal obstacle à la marche pour les caries et

---

recherches ultérieures montreront peut-être que cette opération est plus ancienne qu'on ne pense.

les nécroses du calcanéum, c'est la douleur. Est-ce que, après l'opération, la nature ne prodiguera pas du tissu fibreux capable de remplacer le calcanéum ? Dans les deux observations que j'indique, les malades ont parfaitement marché avec un soulier approprié. Ne connaissons-nous pas les modifications qui peuvent exister dans les articulations des os du pied ? Ducornet, né sans bras, avait le talent de faire des tableaux qui ont figuré à l'exposition ; c'était le cas de dire : *pes altera manus*. Nous admettons bien que le pied puisse suppléer la main. J'ai vu au quai aux Fleurs un individu qui prenait un verre, écrivait, et chargeait un fusil, avec son pied. Il faut donc reconnaître que les articulations du pied acquièrent une grande souplesse.

Astley Cooper a vu qu'après l'extraction de l'astragale, la soudure du calcanéum était presque inévitable dans cette opération. Ce grand chirurgien s'est assuré pourtant anatomiquement d'une espèce d'anamorphose (1). L'ankylose tibio-tarsienne supprimée, les articulations de Chopart et de Lisfranc devenaient tellement mobiles qu'une partie des mouvements d'extension et de flexion était conservée. Si nous n'avions pas d'observations d'hommes sérieux d'Angleterre, nous pourrions fort bien dire que l'*inverse* de ce qu'a vu Astley Cooper peut arriver, et que l'on n'a pas à craindre la mobilité exagérée de l'avant-pied après l'extirpation du calcanéum. L'accident immédiat le plus fâcheux est la section du nerf et de l'artère tibiale postérieure, qui peuvent compromettre la vie de l'avant-pied.

L'accident consécutif le plus grave est le séjour du pus dans les gaînes synoviales tendineuses. La récidive appartient à toutes les opérations en général pour les maladies organiques.

---

(1) Joseph, *des Luxations du pied ;* thèse de Paris, 1856, p. 37 et 38.

OBSERVATION Ire.

(Traduction inédite de M. Casas.)

On the excision of the os calcis, in incurable disease of the bones as a substitute for amputation of the foot, with a case, by W. Bousfield Page (1).

W. G....., jeune garçon âgée de 16 ans, ordinairement mal portant, mal nourri, est d'une constitution scrofuleuse. Ce malade avait une affection du tarse droit, résultat d'un coup reçu plusieurs années auparavant. Le pied était douloureux et tuméfié à sa partie postérieure. Immédiatement au-dessous de la malléole interne, il y avait un ulcère duquel partaient plusieurs trajets fistuleux jusqu'à l'os; une sonde pouvait facilement passer à travers l'os carié.

Des examens répétés me confirmèrent dans l'opinion que la maladie était limitée au calcanéum.

La considération minutieuse de la construction anatomique du pied ne m'offrait aucune objection à l'amputation partielle (extirpation) du calcanéum.

Comme je crois que le pied pourrait remplir parfaitement son service de locomotion sans cet os, je me décidai à l'extirper.

Procédé opératoire. Une incision au-dessous de l'os fut faite dans toute son étendue à partir du bord inférieur de l'ulcère, c'est-à-dire à peu près un demi-pouce au-dessous de la malléole interne, immédiatement sous la plante du pied, jusqu'au-dessous du péroné.

Cette incision me permettait de faire l'amputation tibio-tarsienne, si la maladie s'étendait au delà du calcanéum.

Le lambeau postérieur fut soigneusement détaché de la surface de l'os, l'insertion du tendon d'Achille fut coupée. J'atteignis l'articulation astragalo-calcanéenne, et à l'aide d'un bistouri à lame étroite, je parvins à diviser les ligaments de chaque côté ainsi que le ligament interosseux. La division de ce dernier fut la seule partie de l'opération qui offrit quelque difficulté. Je fis ensuite deux incisions, une de chaque côté du pied, qui commençaient à l'articulation calcanéo-cuboïdienne et finissaient aux extrémités de la première incision. Ce lambeau disséqué à la face inférieure du calcanéum, je séparai assez

---

(1) *Medico-chirurgical transactions, published by the royal, medical and chirurg. Society of London*, t. XXXIII.

facilement cet os du cuboïde; après quelques coups de bistouri, le calcanéum, à peine retenu par quelques parties molles, fut enlevé.

L'astragale et le cuboïde étaient parfaitement sains; les deux artères plantaires, qui avaient été divisées près de leur origine, et deux ou trois petits vaisseaux du lambeau antérieur furent liés.

Les parties furent maintenues dans leur position naturelle, et le membre fut maintenu par une attelle placée à son côté externe.

Pendant plusieurs jours, le malade alla bien; mais bientôt des douleurs locales et générales furent assez vives. Elles étaient causées par une inflammation aiguë des articulations tarsiennes; cette inflammation avait débuté par un abcès du dos du pied. Après l'ouverture de cet abcès, la plaie se referma rapidement.

Notre malade n'échappa pas à l'érysipèle et à la phlébite qui attaquaient alors rapidement les malades qui avaient des plaies dans les salles de l'hôpital.

Ces complications morbides se bornèrent heureusement au membre malade chez notre opéré; peu à peu l'état local et général s'améliora graduellement, et au bout de dix semaines, la plaie était fermée, le pied solide.

Notre malade quitta l'hôpital quatorze semaines après l'opération; six mois après, il lui fut permis de se servir de son membre, avec recommandation d'éviter les violences extérieures.

Pendant quelque temps, il porta une béquille

Il y a seize mois depuis l'opération, et le pied est toujours sain. Lorsqu'il est assis, il peut bien étendre le pied : cela lui est moins facile lorsqu'il est debout; mais, quand il marche, l'élévation du pied est à peu près perdue, de sorte qu'il a une espèce de claudication dans l'allure.

Il porte une botte dans laquelle une pièce de liége remplit la place du calcanéum; il peut marcher, courir, sauter, sans le moindre empêchement; bref, il s'en sert aussi bien que de l'autre.

J'ai depuis appris que M. Greenhow avait fait deux fois, et M. Potter deux fois la même opération avec plus ou moins de succès.

Réflexions. On voit, dans l'observation qui précède, que l'extirpation du calcanéum a eu un résultat aussi satisfaisant que possible. On avait à lutter dans ce cas contre la constitution scrofuleuse du sujet et contre les maladies régnantes dans les salles de l'hôpital, l'érysipèle et la phlébite. Le malade a résisté à toutes ces complications. La plaie était cicatrisée au bout de dix semaines, la déambulation ne fut permise par prudence qu'au bout de six mois, et le malade a survécu en conservant son avant-pied. Cette observation, jointe à celle relatée par M. Verneuil, peut faire espérer que cette opération aura droit de domicile en France. On peut objecter à cette opération l'incertitude du diagnostic ; à cette objection, je dirai, avec M. W. Bousfield Page : Le chirurgion ne doit opérer qu'en se ménageant un lambeau qui, au besoin, pourrait s'appliquer à l'amputation tibio-tarsienne, si l'astragale était malade. Un chirurgien sage doit toujours se réserver cet échappatoire, comme je l'ai indiqué pour l'amputation sous-astragalienne.

Dans la précédente observation, les artères plantaires ont été coupées; je crois que lorsque l'état pathologique le permettra, on devra préférer le procédé de M. Morrogh, chirurgien de New-Brunswick.

Ce chirurgien a ménagé les vaisseaux, il a attaqué le ligament interosseux par le coté externe comme le fait M. Verneuil pour la sous-astragalienne. On doit prendre les plus grandes précautions en disséquant le calcanéum à sa face interne et inférieure.

Le procédé de M. Morrogh mérite d'être relaté, il est bien supérieur aux procédés qui consistent à inciser au-dessous de la malléole interne. Nous allons insérer cette opération remarquable dans notre 2e observation.

M. Verneuil (*Gazette hebd.*, 1857, p. 865) dit : « Ce qui manque surtout à ces faits, ce sont les renseignements sur la physiologie du pied mutilé et sur la forme de l'organe. » M. Bousfield Page dit que l'extension peut se faire lorsque le malade est assis; ce mouvement est difficile lorsque le malade est debout, et impossible pendant la marche.

Quant à la forme, nous croyons faire plaisir à M. Verneuil, en reproduisant une figure de M. Page *post amputationem* (planche 1re, fig. 4). L'examen de ce dessin suffira pour se faire une idée de la nouvelle forme du pied.

Un très-bon article sur l'extirpation du calcanéum a paru dans la *Gazette hebdomadaire*, 1857, p. 864 et suiv.; cet article, signé A. V., me paraît être de M. Aristide Verneuil. Cet auteur a traduit *in extenso* l'observation suivante du Dr Clifford Marrogh. C'est une des rares extirpations du calcanéum pour cause traumatique; le procédé employé me fait un devoir de la relater. J'ai lu dans le numéro du 12 mars de la *Gazette médicale* (1859) le manuel opératoire de cette opération. J'avais cru d'abord à une nouvelle amputation de l'habile chirurgien américain; mais, en confrontant les dates et les textes, je me suis aperçu que c'était la même opération, reproduite à deux ans d'intervalle. Cette remarquable amputation est une des plus intéressantes de ce genre et elle laisse bien loin derrière elle les opérations indiquées dans le mémoire de Martineau Greenhow, publié dans les *Archives générales de médecine*, 5e série, t. II.

OBSERVATION II (1).

Extirpation complète du calcanéum, par le Dr Clifford Morrogh, de New-Brunswick; nouveau procédé.

Un jeune homme de 12 ans, d'une belle constitution et d'une brillante intelligence, né de parents sains et robustes, était très-affaibli par une nécrose du calcanéum droit; neuf mois environ auparavant, il eut le pied légèrement serré entre deux wagons. Dans les premiers temps, il ne se plaignit pas beaucoup; mais, une ou deux semaines après, les malléoles et le pied se gonflèrent et devinrent douloureux. Malgré les soins médicaux, le mal empira; plusieurs abcès s'ouvrirent et devinrent fistuleux; la région malléolaire continua à être douloureuse, surtout lorsque le pied était posé sur le sol; la fièvre hectique s'alluma, l'enfant devint chagrin et s'affaiblit beaucoup.

M. Morrogh constata l'état suivant: les téguments de la région étaient livides, gonflés, luisants; trois ou quatre fistules versaient un pus ichoreux. Un stylet introduit par leur orifice atteignait en plusieurs points le calcanéum, dénudé et

(1) *Gazette hebdomadaire*, loc. cit., et *New-York journal of med.* for july 1857.

rugueux. Malgré l'étendue du gonflement, les os voisins ne présentaient rien de semblable. L'extirpation proposée pour éviter l'*humiliante alternative* de l'amputation fut acceptée et pratiquée le 24 octobre 1854 ; l'enfant fut couché sur le côté gauche, et anesthésié.

Une incision fut pratiquée sur l'extrémité postérieure du calcanéum ; elle s'étendait de la face supérieure à la face inférieure, et, dans ce dernier sens, fut prolongée jusqu'à l'articulation calcanéo-cuboïdienne, en évitant avec soin l'artère plantaire externe. L'incision fut également quelque peu étendue sur le haut, mais on n'atteignit pas les tendons des péroniers latéraux. Un lambeau carré fut ainsi dessiné sur le bord externe du pied ; on le détacha et l'on coupa le tendon d'Achille à son insertion. Un scalpel, fort et étroit, fut glissé au-dessous des tendons péroniers, et ouvrit l'articulation calcanéo-cuboïdienne sans entamer les tendons ni l'artère voisine ; il fut ensuite porté au-dessous de l'astragale, divisa le ligament interosseux, et permit la séparation des deux os. On imprima alors au calcanéum un mouvement de rotation sur son axe, de manière à découvrir sa face interne ; les parties molles en furent séparées surtout avec le manche du scalpel, et l'opération fut ainsi terminée. Ce procédé permit de voir les artères tibiale postérieure et placentaire battre au fond de la plaie. Tous les tendons du pied étaient également intacts ; aucune ligature ne fut nécessaire ; le lambeau fut rapproché, un morceau d'éponge aplati fut placé dans la plaie, et le pied fut maintenu dans l'extension au moyen d'une gouttière de gutta-percha, préalablement moulée sur le cou-de-pied.

L'opération mit fin sur-le-champ aux douleurs et à la fièvre ; l'enfant marcha rapidement à la guérison, la plaie se réunit par adhésion dans sa plus grande étendue. Le reste se cicatrisa par granulation ; la cavité se combla de tissu cellulo-fibreux. Deux mois après l'opération, l'enfant pouvait courir rapidement ; maintenant il porte dans son soulier un petit coussin placé au-dessous du talon, et ne paraît éprouver aucun inconvénient de la perte de l'os.

Cette observation a été publiée trois ans environ après l'amputation. Dans cette opération laborieuse, il n'y eut ni tendons ni artères coupés ; elle fut faite pour ainsi dire à sec.

L'Amérique est donc le pays des merveilles ? L'amputation sous-astragalienne, regardée jusqu'à ce jour comme l'amputation la plus difficile de toutes celles qui se pratiquent sur le pied, perd donc de son importance depuis l'observation de M. Morrogh ? M. Legouest (1) se serait donc trompé, en disant en 1856 : « Nous ne parlerions pas de la difficulté du manuel opératoire, si, même pour les chirurgiens les plus habiles, l'amputation sous-astragalienne ne restait encore l'amputation la plus laborieuse de toutes celles qui se pratiquent sur le pied. » Certaines opérations sont faites avec succès, sans que la majorité des savants se soit doutée qu'elles étaient possibles par le simple raisonnement. Nous disons avec Mayor, de Lausanne : « La chirurgie semble s'élancer au pas de course dans la voie du progrès. » Les Américains nous répondent : *Go ahead and never mind.*

Nous n'acceptons pas ces opérations sans examen. Des chirurgiens recommandables d'Angleterre et d'Amérique nous présentent des observations, devons-nous leur dire qu'ils se sont trompés, que c'est une illusion d'optique de leurs sens abusés, que leurs malades n'ont pas marché ? Ils se frotteront les yeux, et, après avoir revu leurs malades se promenant dans Hyde-Park, ils nous répondront : Puisque vous êtes comme saint Thomas, venez toucher les pieds de nos malades, et vous verrez que *le pied n'est pas matériellement déformé* (Greenhow), que la marche est possible.

Chaque volume semestriel des journaux anglais contient des observations d'extirpation du calcanéum ; cela se comprend dans un pays où il y a autant de scrofuleux qu'en Angleterre. Nous croyons que cette opération ne devrait être réservée que pour les caries simples, rarement pour les caries scrofuleuses, à moins d'avoir affaire à un malade assez riche pour se donner une alimentation abondante et réparatrice. Une bonne hygiène, une thérapeutique bien entendue peut contre-balancer le vice scrofuleux et empêcher les récidives. Est-ce possible pour les gens peu aisés? Voilà ce qui explique les récidives indiquées dans le mémoire de M. Martineau Greenhow. L'amélioration de la race humaine est encore à faire.

---

(1) *Amputations partielles du pied*, p. 27.

L'extirpation du calcanéum est une bonne opération pour la carie dure de cet os, pour les nécroses, suites de traumatisme, comme on a pu le remarquer dans l'observation précédente.

Dans le mémoire de M. Martineau Greenhow, on trouve que cette opération a été pratiquée douze fois en Angleterre, du 2 juin 1848 au 26 juillet 1852. Toutes ces opérations furent pratiquées sur des scrofuleux. Il y eut deux insuccès par récidive de la carie à l'astragale, au cuboïde et aux cunéiformes ; ce qui obligea MM. Hancock et Greenhow père de réamputer leurs malades. Tous les amputés n'avaient pas dépassé 30 ans ; quatre seulement avaient plus de 20 ans. M. Greenhow fils ne donne qu'un résumé des observations prises dans plusieurs journaux anglais. Il est à regretter que dans la traduction des *Archives générale de médecine,* on n'ait pas reproduit le tableau des procédés employés dans ces douze opérations, car le résumé de M. Greenhow fils est insuffisant. Ce chirurgien répartit ainsi ces opérations (1) :

Hancok........................	1
Greenhow père.................	4
Page..........................	1 (2)
Potter........................	2
Gay...........................	1
Simon.........................	1
Lowe..........................	1
Field.........................	1
	12

Depuis l'époque de la publication du mémoire de M. Martineau Greenhow, les journaux ont enregistré d'autres extirpations du cal-

(1) *British med.-chir.*, july 1853, p. 233 ; *Observations on excision of the os calcis with cases,* by Martineau Greenhow.

(2) Traduction et relation dans ce mémoire (voyez observation 1).

canéum. L'impulsion était donnée, MM. Clifford, Morrogh et Cornochan, en Amérique, publièrent leurs observations (1).

Tout récemment M. Erichsen publia, dans le *Lancet* (2), un cas d'extirpation du calcanéum par un nouveau procédé.

En 1856, M. Thorton, dans un tableau comparé des amputations et des extirpations, nous indique que sur quatre extirpations du calcanéum, il n'a pas eu de mort (3). Ces opérations ont probablement été faites chez des individus adultes; car M. Thorton est chirurgien au 9e régiment.

Les faits sont assez nombreux maintenant pour tirer des conclusions : nous croyons que cette opération n'est pas irrationnelle pour les maladies du calcanéum. Ce qu'il manque pour compléter ces observations, c'est l'étude de la physiologie de la marche des amputés.

On nous dit qu'ils marchent bien quelques mois après l'opération ; n'aura-t-on pas plus tard des mécomptes, comme pour l'opération de Chopart, qui entre maintenant dans sa période de déclin ?

Maintenant que j'ai terminé mon travail, je viens réclamer l'indulgence de mes lecteurs; c'est la première fois que j'aborde le terrain glissant de la critique. Je crois avoir été impartial, j'ai cherché à connaître la vérité. Je pense que ce mémoire sera de quelque utilité aux chirurgiens plus autorisés que moi à prendre la plume.

Je vois maintenant que j'ai abordé un sujet trop vaste. Les quel-

---

(1) *Op. cit.*; Carnochan, *Exsection of the entire os calcis; the half-yearly abstract of the med. sciences*, t. XXVI, art. 112.

(2) *Lancet.*, jan. 30 1858; *Excision of the os calcis by a new methode, by Erichsen, surgeon to University college hospital.*

(3) *Med. times and gaz.*, sept. 13 and 20 1856.

ques lignes qui se trouvent dans les traités de chirurgie m'avaient fait croire que ma tâche serait plus facile : je me suis trompé. J'ai fait connaître des faits nouveaux ; j'ai essayé de classer des procédés avec le plus d'ordre possible. Ce mémoire sur l'amputation de M. Malgaigne était pour moi un devoir, j'ai dû le rendre le meilleur possible ; si je n'ai pas réussi, j'ai suivi la devise : *Fais ce que dois, advienne que pourra.*

Je crois avoir relaté tout ce qui a été fait sur l'amputation sous-astragalienne en France, en Allemagne et en Angleterre.

J'ai indiqué l'amputation *naturelle* par gangrène d'un homme réamputé par M. le professeur Rigaud, à Strasbourg. J'ai cru devoir noter la première désarticulation calcanéo-astragalienne, faite empiriquement et maladroitement par un bourreau abyssin d'Adoua (cet exécuteur des hautes œuvres était chargé d'enlever tout le pied.)

En résumé, j'ai réuni en un seul faisceau tous les documents qui concernent l'amputation de mon maître, M. le professeur Malgaigne. Si les imperfections de mon œuvre sont nombreuses, je recevrai humblement les observations que l'on voudra bien me faire, et je tâcherai de me corriger avec la meilleure volonté possible.

CONCLUSIONS.

1° L'amputation sous-astragalienne présente pratiquement les conditions d'une bonne opération (1).

2° Cette amputation n'est réellement entrée dans la science que depuis le mémoire de M. Malgaigne, qui en a décrit tous les avantages. Je propose d'appeler cette opération *amputation de M. Mal-*

(1) Cette conclusion est mot à mot l'inverse de celle de M. Legouest, qui préconise l'intra-malléolaire (broch. citée, p. 53).

gaigne, digne sœur cadette des amputations de Chopart, de Lisfranc, de Jobert, etc.

3° Cette opération mérite, à tous égards, d'être rangée au nombre des meilleures opérations classiques.

4° Elle a l'avantage d'être plus éloignée du tronc que la sus-malléolaire, l'intra-malléolaire; par conséquent moins de dangers pour les jours du malade, et nul besoin d'appareil dispendieux (jambe de Mille d'Aix, de Martin, de Charrière).

5° La sus-malléolaire est une mauvaise opération pour les ouvriers; outre son éloignement du sol, le moignon est à peau fine, il s'excorie facilement et ne peut supporter aucune pression. La jambe artificielle est souvent intolérable.

6° L'intra-malléolaire, renouvelée de Syme, par MM. Legouest et Alp. Guérin, laisse un moignon à peau fine. La distance du sol est de 0,09, ce qui empêche d'utiliser toute la peau de la plante comme base de sustentation. C'est toujours la peau latérale ou post-calcanéenne qui recouvre une partie du moignon. Je crois que M. Legouest a eu tort de la préférer à la tibio-tarsienne. Les cellules osseuses, béantes, macèrent dans le pus et sont causes de phlébite et d'ostéite consécutives.

7° Si l'astragale est sain, on ne doit pas faire la tibio-tarsienne, qui est du reste une bonne opération, quand on ne peut faire autrement (Nélaton).

8° Les suites fâcheuses de l'amputation de Chopart, bien observées et comparées à un plus grand nombre d'amputations sous-astragaliennes, pourront peut-être faire préférer cette dernière. Cette question a été jugée pratiquement par MM. Malgaigne, Nélaton et Verneuil; théoriquement par M. Sédillot.

9° Le chirurgien doit toujours la préférer à l'amputation de Pirogoff, qui n'est pas encore jugée, et dont la mortalité est importante à noter le résultat douteux; tandis que jusqu'à présent, pour l'amputation de M. Malgaigne, la mortalité est nulle.

10° L'amputation sous-astragalienne, avec résection de la tête de l'astragale, est une opération plus logique que celle de Pirogoff.

11° Si le chirurgien trouve que le calcanéum est soudé à l'astragale, je propose d'amputer dans la continuité parallèlement à la plante.

12° Les meilleurs procédés sont ceux à lambeau latéral interne, plantaire et talonnier.

13° Les deux procédés à deux lambeaux latéraux ou à lambeau dorsal doivent être rejetés ; ils se gangrènent facilement et ont l'inconvénient de placer la cicatrice dans le plan de sustentation.

14° L'amputation de M. Malgaigne peut être faite dans toutes les contrées du globe, sans qu'il soit besoin d'appareil dispendieux et compliqué. La jambe de Mille ne se trouve pas partout ; il faut la faire venir à grands frais, et il faut la faire réparer tous les ans. Pour notre opération, un simple cordonnier de village fera le modeste appareil prothétique, bottine à talon élevé, avec ou sans pseudo-avant-pied.

15° Les amputations au lieu d'élection et au milieu de la jambe ne méritent pas l'examen pour les maladies du pied.

16° Lorsque l'amputation de Lisfranc sera possible, on devra toujours la préférer à la sous-astragalienne et à celle de Chopart, et ne tenir aucun compte de l'opinion de Blandin sur la valeur de cette opération, une des plus remarquables des amputations partielles du pied.

17° Abstraction faite des orteils, la meilleure amputation partielle du pied est celle préconisée par Murat et M. J. Cloquet ; je veux dire l'amputation dans la continuité des métatarsiens.

18° L'*extirpation du calcanéum* n'appartient pas à l'Angleterre. D'après mes recherches, je crois que Monteggia est le premier qui l'ait pratiquée, en s'inspirant toutefois des observations de Larrey, qui a vu le calcanéum être éliminé en entier à la suite de blessures de guerre.

19° L'extirpation du calcanéum est une bonne opération pour la carie dure de Gerdy, la nécrose du calcanéum, la carie simple. Elle offre des dangers pour les caries molles, ulcérantes, des scrofuleux; la récidive est à craindre.

20° Les progrès modernes de la chirurgie ont fait connaître quelques opérations qui se pratiquent dans la région du cou-de-pied, à savoir :

1° L'amputation tibio-tarsienne,
2° — intra-malléolaire,
3° — sous-astragalienne,
4° — de Pirogoff,
5° — dans la continuité de l'astragale et du calcanéum, de Roux et Mayor;
6° L'extirpation de l'astragale,
7° Enfin l'extirpation du calcanéum.

Toutes ces opérations ont été pratiquées, le plus souvent, selon le bon plaisir du chirurgien, sans s'occuper du siége de la maladie; comme exemple, je citerai M. Syme, qui préfère la tibio-tarsienne à toutes les autres. Je crois que, lorsque l'astragale est sain, la désarticulation astragalo-calcanéenne est la meilleure de toutes les autres opérations qui se pratiquent sur le cou-de-pied.

TABLEAU DE TOUTES LES AMPUTATIONS SOUS-ASTRAGALIENNES PRATIQUÉES EN EUROPE ET CONSIGNÉES DANS CE MÉMOIRE.

NUMÉROS d'ordre.	CHIRURGIENS.	HOPITAUX.	NOMS, PROFESSIONS ou SEXES.	AGES.	MALADIES.	DATES DES OPÉRATIONS.	PROCÉDÉS.	SUITES DES OPÉRATIONS.	RÉSULTATS.	AMPUTAT. SECONDAIRES.	LITTÉRATURE, SOURCES.
1	MM. TEXTOR.	Julius, à Wurtzbourg.	Michel Nechermann, tailleur.	12	Gangrène par congélation, pied gauche.	14 janvier 1841.	? ? ?	Guérison.	Revu cinq ans après; déambulation facile.	. . . .	MALLE, *Méd. op.*, p. 179, et BOECKEL; Strasbourg, th. agrég., 1857.
2	MALGAIGNE.	Saint-Louis.	Mme Manne.	42	Carie.	5 décembre 1845.	Lambeau dorsal.	Gangrène du lambeau; cicatrisation de toute pièce en moins de trois mois.	Déambulation facile.	. . . .	*Journal de chirurgie* de M. MALGAIGNE, 1846, p. 100.
3	MALGAIGNE.	Saint-Louis.	Femme.	—	Carie scrofuleuse.	En 1848.	Lambeau latéral interne.	Cicatrisation tardive.	Déambulation facile.	. . . .	ROBERT, thèse du professorat, p. 120, et communication de M. MALGAIGNE.
4	MAISONNEUVE.	Cochin.	Jeune fille.	16	Carie ancienne des os de la première rangée du tarse.	En 1849.	Lambeau dorsal.	Cicatrisation en quinze jours.	Déambulation facile; revue quatre ans après l'opération.	. . . .	*Gazette des hôpit.*, 1849, et *Bulletin de l'Académie*, séance du 11 janvier 1853.
5	NÉLATON.	Cliniques de la Faculté.	Garçon.	16	Nécrose scrofuleuse.	16 mars 1852.	Lambeau latéral interne plantaire et talonnier.	Cicatrisation presque complète le vingt-septième jour (TRIGUET et TRÉLAT); deux fistules. Complète au bout de trois mois (Dr ATLEE).	Déambulation facile pendant deux ans; récidive.	Amputation intra-malléolaire.	Dr ATLEE, *Clinical lectures*, trad. dans ce mémoire. *Gaz. des hôp.*, 1852, p. 237 et 238.
6	F. SIMON.	En Angleterre.	?	?	?	Vers 1853.	?	Guérison.	. . . .	. . . .	Cité par TRAILL.
7	F. SIMON.	Id.	?	?	?	Id.	?	Guérison.	. . . .	. . . .	Id.
8	John TRAILL.	Infirmerie d'Arbroath, Écosse.	Mme Reid.	53	Carie du calcanéum.	4 février 1853.	Deux lambeaux latéraux inégaux.	Un peu de gangrène; cicatrisation en six semaines.	Déambul. facile sur le moignon pendant deux ans.	Amput. au lieu d'élection, deux ans après, pour deux ulcères phagédéniques de la jambe.	*The Edinburgh med. and surg. journal*, t. LXXXII, 1855; case book VIII, p. 21 (traduct. dans ce mémoire).
9	NÉLATON.	Cliniques de la Faculté.	Garçon boucher.	20	Tumeur blanche tarsienne.	En 1853.	Lambeau latéral interne plantaire et talonnier.	Fusée purulente de la gaine du tibial antérieur; cicatrisation en six semaines.	Déambulation facile.	. . . .	Dr ATLEE, *Clinical lectures of surgery, by Nélaton* (traduct. dans ce mémoire).
10	Adolphe RICHARD.	Saint-Antoine.	Du...., employé subalterne d'hôpital.	45	Périostite syphilitique et ostéophytes, pied droit.	5 juillet 1854.	Id.	Cicatrisation rapide.	Id. Moignon examiné par l'auteur en 1859.	. . . .	Dans ce mémoire (obs.) et pl. II.
11	Adolphe RICHARD.	En ville.	Blanchisseuse.	—	Carie.	En 1854.	Id.	Id. Guérison.	Revue tous les ans par M. Richard.	. . . .	Communication de M. RICHARD.
12	LEROY.	Ambulance de tranchée sous Sébastopol.	D...., caporal du génie.	—	Fracture multiple et plaies du pied par éclat de grenade.	28 juillet 1855.	Lambeau antéro-interne.	Fusée purulente des gaines tendineuses; guérison avec ankylose tibio-astragalienne.	Déambulation difficile.	. . . .	*Bulletin de la Société de chirurgie*, séance du 4 mars 1857, présentation de M. LARREY.
13	DOLBEAU.	Cliniques de la Faculté.	Escarbassier, fondeur.	19	Carie scrofuleuse, pied droit.	7 janvier 1856.	Lambeau latéral interne plantaire et talonnier.	Cicatrisation rapide.	Déambulation facile; moignon examiné par l'auteur en 1859.	. . . .	Dans ce mémoire. Communication de MM. DOLBEAU et Eug. NÉLATON.
14	MALGAIGNE.	Saint-Louis.	Ap... Ch..., corsetière.	16	Carie du pied droit.	9 mars 1857.	Lambeau latéral interne 3/4 plantaire.	Hémorrhagie grave; cicatrisation cinq semaines après l'amputation. Guérison.	Déambulation facile; revue deux ans après l'opération par l'auteur.	. . . .	Dans ce mémoire (obs.) et planche I.

AMPUTATIONS SOUS-ASTRAGALIENNES HORS CADRE,

classées par ordre chronologique.

NUMÉROS D'ORDRE.	AMPUTÉS.	AGES.	PROCÉDÉS et OPÉRATEURS.	MALADIES ou causes DE L'AMPUTATION.	DATES des OPÉRATIONS.	RÉSULTATS.	SOURCES.
1	Jeune garçon.	4 ans.	La nature.	A perdu son pied, moins l'astragale, par gangrène.	Vers 1820.	A marché avec des béquilles jusqu'en 1853 ; depuis trois ans, il marche sur la cicatrice. Ulcération de mauvaise nature. Amputé au tiers inférieur par M. RIGAUD, à Strasbourg.	BOECKEL, thèse d'agrégation ; Strasbourg, 1857.
2	Révolté d'Adoua, capitale du Tigré en Abyssinie.	Adulte.	Amput. sans lambeau par un bourreau abyssin, qui laissa par mégarde l'astragale.	Supplice sur un homme sain.	Septembre 1839, en Abyssinie.	Cicatrice de toute pièce, avec nécrose partielle de l'astragale.	Lettre du Dr Antoine PETIT, voyageur du Muséum, au Dr Beaugrand, in *Gazette des hôpitaux*, 1840, p. 481 et suiv.
3	Militaire français	Homme.	Lambeau latéral externe, et résection de la tête de l'astragale par BAUDENS.	Carie.	En 1848, au Val-de-Grâce.	Amputation tibio-tarsienne faite immédiatement, à cause de la mobilité de l'astragale.	*Annales de thérapeutique* de ROGNETTA, t. V, p. 381.
4	Céleste Lequeux.	10 ans.	Lamb. latéral interne plantaire et talonier, par M. VERNEUIL.	Carie scrofuleuse.	Le 11 juill. 1857, à l'hôpital Ste-Eugénie.	Amputation tibio-tarsienne pratiquée séance tenante, à cause de la carie de l'astragale.	*Gazette des hôpitaux*, 1858, p. 87 et 88.

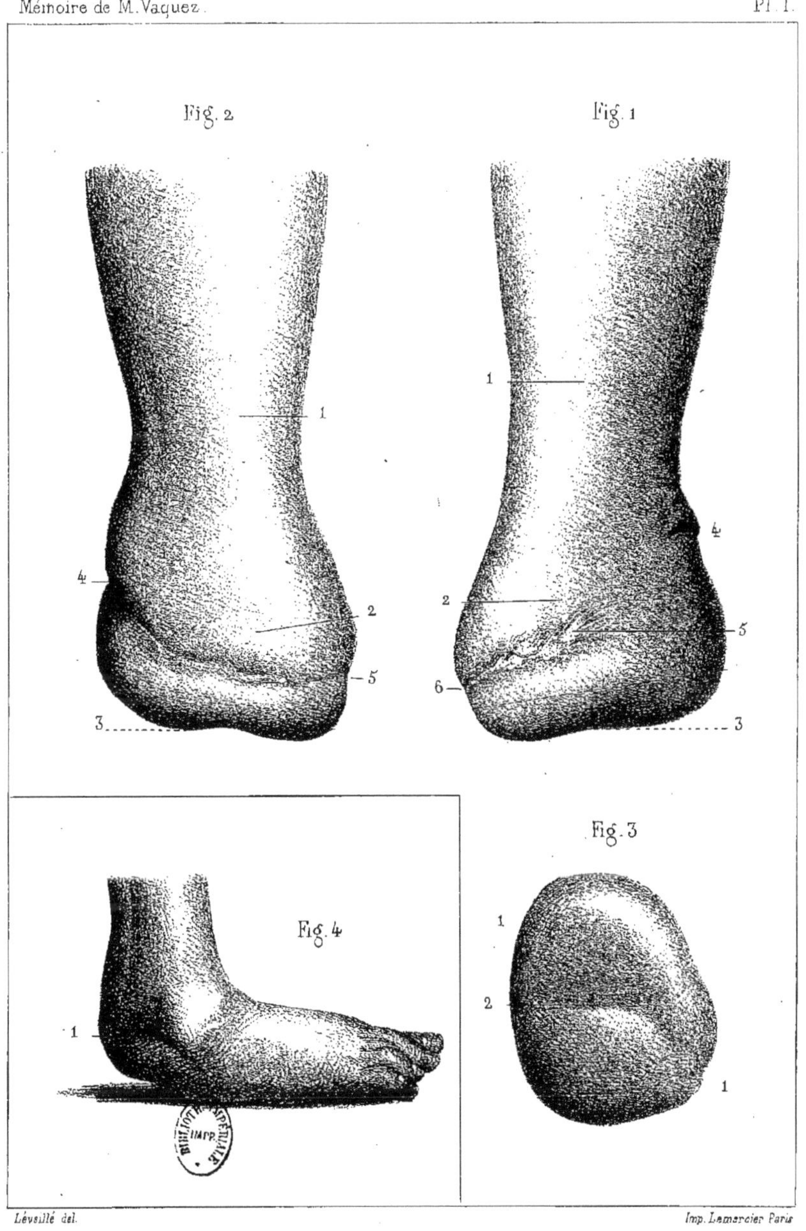

Léveillé del. Imp. Lemercier Paris

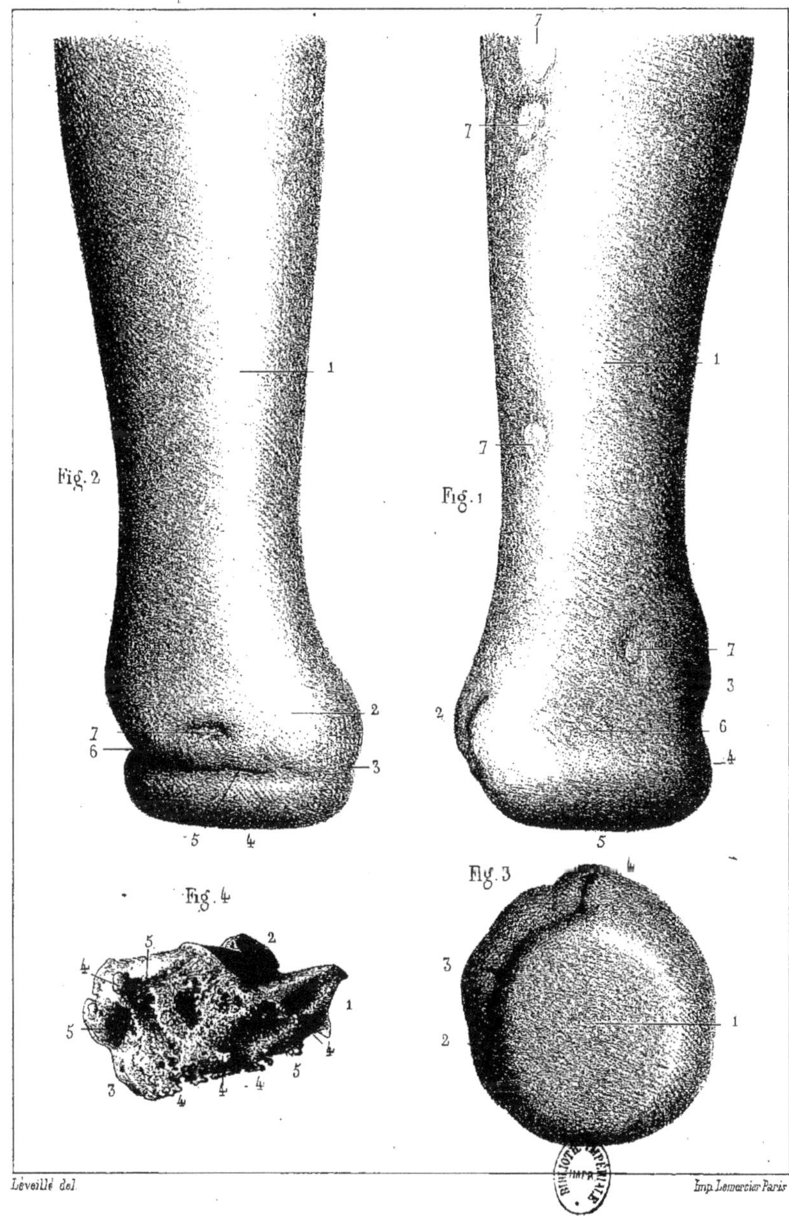

Léveillé del.

Imp. Lemercier Paris

EXPLICATION DES PLANCHES (1).

PLANCHE Ire.

Obs. de Ap... Ch..., opérée par M. Malgaigne.

Figure 1re. — 1. Face interne de la jambe. — 2. Face interne du cou-de-pied. — 3. Base de sustentation. — 4. Commencement de la cicatrice. — 5. Terminaison de la cicatrice en avant de la malléole interne. — 6. Partie antérieure du moignon.

Figure 2. — 1. Face externe de la jambe. — 2. Face externe du cou-de-pied. — 3. Surface de pression. — 4. Cicatrice de la partie postérieure (oblique de haut en bas). — 5. Partie antérieure du moignon.

Figure 3. — 1. Surface inférieure du moignon ou surface de pression. — 2. Légère dépression se trouvant sous le col de l'astragale.

Figure 4. — Configuration nouvelle du pied après l'extirpation du calcanéum, d'après une figure sur bois de William Bousfield Page. — 1. Malléole externe.

PLANCHE II.

Obs. de Du..., opéré par M. A. Richard.

Figure 1re. — 1. Face interne de la jambe. — 2. Partie antérieure du moignon. — 3. Pli cutané précédant la cicatrice en arrière. — 4. Partie postérieure du moignon. — 5. Surface de pression. — 6. Face interne du cou-de-pied. — 7. Anciennes fistules recouvertes par des opercules cornés.

Figure 2. — 1. Face externe de la jambe. — 2. Face externe du cou-de-pied. — 3. Partie antérieure du moignon. — 4. Surface de pression. — 5. Cicatrice horizontale à la face externe, formant un sillon profond. — 6. Cicatrice à la partie postérieure. — 7. Cicatrice d'une fistule près de la malléole externe.

Figure 3. — 1. Face inférieure du moignon. — 2. Cicatrice placée à 0,02 de la surface de pression. — 3. Peau du cou-de-pied qui surplombe. — 4. Partie antérieure du moignon.

Face externe du calcanéum de Du....

Figure 4. — 1. Face articulaire avec le cuboïde. — 2. Facettes articulaires avec l'astragale. — 3. Insertion du tendon d'Achille. — 4. Ostéophytes. — 5. Petites cavités.

---

(1) Pour le manuel opératoire, voyez les figures sur bois intercalées dans le texte (*passim*).

TABLE DES MATIÈRES.

Pages.

AVANT-PROPOS 7

MÉMOIRE SUR L'AMPUTATION DE M. MALGAIGNE.

DÉFINITION 9

Peut-on admettre deux espèces d'amputations sous-astragaliennes? 10

HISTORIQUE 11

ANATOMIE 18

Du tarse 20

De l'astragale 21

Synoviales 23

Ligament interosseux 24

Ligaments calcanéo-scaphoïdiens et astragalo-scaphoïdien 25

Ligament calcanéo-scaphoïdien supérieur .... *Id.*

— — inférieur .... *Id.*

— astragalo-scaphoïdien supérieur .... *Id.*

Déductions 26

Parties molles 27

Peau (région dorsale) .... *Id.*

— (— plantaire) 29

Bourses synoviales sous-cutanées 30

Aponévroses .... *Id.*

Toile fibreuse du tendon d'Achille 33

Gaînes synoviales tendineuses et tendons 34

Vaisseaux et nerfs 37

Déductions 38

Vaisseaux lymphatiques 39

Anomalies; variétés anatomiques qui peuvent compliquer ou empêcher l'amputation 40

Observation de soudure astragalo-calcanéenne chez une jeune fille 43

Proposition de l'auteur 44

Indications pathologiques 46

Examen comparatif des différentes amputations pratiquées pour des affections du pied 51

Pages.

Amputation au lieu d'élection.. 53

— au milieu de la jambe.. 55

— sus-malléolaire.. 56

— intra-malléolaire.. 63

— tibio-tarsienne.. 66

Tableau indiquant les procédés qui conservent ou retranchent des parties osseuses dans l'amputation tibio-tarsienne.. 67

Tableau des procédés (lambeaux) employés pour la tibio-tarsienne...... *Id.*

De la conservation des malléoles chez l'adulte.. 68

Résection du plateau tibial et des malléoles, ou seulement de ces dernières.. 70

Parallèle des amputations tibio-tarsienne et sous-astragalienne........... 71

Amputation tibio-tarsienne avec lambeau talonnier ostéo-plastique ou opération de Pirogoff.. 72

Amputation de Chopart.. 75

Comment se fait ce mouvement en haut et en arrière?.................. 76

De l'amputation sous-astragalienne.. 80

Tableau des méthodes et procédés proposés et employés pour l'amputation sous-astragalienne.. 81

Méthode à deux lambeaux. Procédé de M. de Lignerolles............... 82

— — de Traill, d'Arbroath.............. *Id.*

Observation.. 83

Réflexions.. 85

Méthode à un seul lambeau (dorsal). Procédé de Lisfranc.............. 87

Obs. 1 (M. Malgaigne).. 89

Réflexions.. 93

Obs. 2 (M. Maisonneuve).. 95

Réflexions.. 97

Méthode à un seul lambeau (latéral interne). Procédé de M. Malgaigne..... 98

Modification de M. Alphonse Guérin.. 100

— de M. Legouest.. *Id.*

Obs. 1 (M. Malgaigne).. *Id.*

Obs. 2 (M. Malgaigne).. 101

Méthode à un seul lambeau (antéro-interne). Procédé de M. Leroy; *obs*. . 107

— — Réflexions................ 108

— (latéral interne, plantaire, et talonnier)...... 111

Quelques mots sur le procédé de M. J. Roux, de Toulon (amputation tibio-tarsienne).. *Id.*

Pages.

Examen critique d'une note de M. Dolbeau........................ 112
Application du lambeau de J. Roux à l'amputation sous-astragalienne. *Id.*
Modification attribuée à M. Nélaton.............................. 114
Manuel opératoire de ce professeur................................ *Id.*
Résumé du manuel opératoire...................................... 117
Procédé de M. Verneuil... 120
Procédé de M. Fano... 122
Obs. 1 (M. Nélaton).. 124
Obs. 2 (M. Nélaton).. 127
Obs. 3 (M. Richard).. 131
Obs. 4 (M. Dolbeau).. 138
Procédé latéral externe de Baudens............................... 139
Procédé de M. Sédillot, modifié par M. Isnard, proposé par l'auteur.. 140
Appréciation des différents procédés.............................. 141
Accidents immédiats ou consécutifs................................ 146
Physiologie pathologique de la marche et état du moignon des amputés. 149
Prothèse.. 153
QUELQUES MOTS SUR L'EXTIRPATION DU CALCANÉUM........................ 154
Obs. 1 (M. Bousfield Page)..................................... 159
Réflexions.. 160
Obs. 2 (Clifford Morrogh)...................................... 162
Réflexions.. 163
CONCLUSIONS... 167
Tableau des amputations sous-astragaliennes pratiquées en Europe.... 171
Tableau des amputations hors cadre................................ 173
EXPLICATION DES PLANCHES... 175

Errata.

Page 12, ligne 15, lisez *ne permettaient pas*, au lieu de *ne permettent pas*.
— 45 (note), lisez *on trouve*, au lieu de *se trouve*.

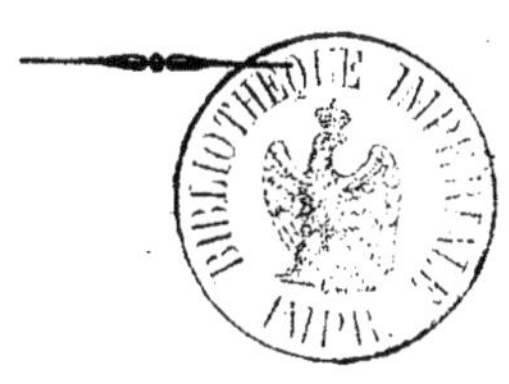

www.ingramcontent.com/pod-product-compliance
Ingram Content Group UK Ltd.
Pitfield, Milton Keynes, MK11 3LW, UK
UKHW022104260726
13993UKWH00001B/315